W0257536

Schriftenreihe Neurologie — Neurology Series

Band 5

Franz Rabe

Die Kombination hysterischer und epileptischer Anfälle

Das Problem der „Hysteroepilepsie"
in neuer Sicht

Mit einem Geleitwort von E. Bay

Springer-Verlag Berlin · Heidelberg · New York 1970

Dr. med. FRANZ RABE
Privatdozent für Neurologie und Oberarzt der Neurologischen Universitätsklinik
Düsseldorf

ISBN-13: 978-3-642-86293-9   e-ISBN-13: 978-3-642-86292-2
DOI: 10.1007/978-3-642-86292-2

Geleitwort

Die Kombination epileptischer und hysterischer Anfälle war früheren Ärzten ein geläufiges Problem, um dessen Interpretation eine lange, vom jeweiligen Zeitgeist geprägte Diskussion geführt wurde, bis es jahrzehntelang ganz aus dem Blickfeld geriet. Erst mit der Intensivierung der Epilepsietherapie in den letzten 20 Jahren tauchte es von der praktischen Seite her wieder auf durch die Beobachtung einer scheinbaren Therapieresistenz einzelner Epileptiker.

Von dieser praktischen Frage her ist auch Rabe auf das Problem gestoßen. Er hat sich aber nicht auf die praktischen Fragen der Therapie beschränkt, sondern hat auch die alte Grundsatzdiskussion um die Interpretation solcher Anfallskombinationen wieder aufgegriffen. Seine Betrachtungen unterscheiden sich indessen von allen früheren dadurch, daß einerseits die inzwischen erreichten Fortschritte der Epileptologie eine bessere Präzisierung epileptischer Manifestationen und eine vertiefte Differenzierung der verschiedenen Epilepsieformen gestatten, während gleichzeitig eine neuzeitliche psychosomatische Betrachtungsweise übergreifende Gesichtspunkte für eine einheitliche Dynamik unterschiedlicher Krankheitsmanifestationen bereitstellt.

Dies führt zu wesentlichen neuen Einsichten in Zusammenhänge zwischen den beiden heterogenen Anfallsleiden, die sowohl für die Auffassung der Epilepsie, wie für die der Hysterie von Bedeutung sind. Das Buch zeigt in erfreulicher Weise, daß es auch heute noch möglich ist, auf Grund schlichter klinischer Beobachtung und sauberer begrifflicher Analyse wesentliche neue Erkenntnisse zu gewinnen und von diesen zunächst theoretischen Betrachtungen zu praktisch wichtigen Ergebnissen zu kommen.

Prof. E. Bay
Vorsitzender der Deutschen Sektion
der Internationalen Liga
gegen Epilepsie

Inhaltsverzeichnis

I. Einleitung

Das Vorkommen hysterischer und epileptischer Anfälle beim gleichen Kranken ist eine alte klinische Erfahrung.

Das Bemühen um die Darstellung und um Interpretationen dieser klinischen Tatsache ist eng verbunden mit diagnostischen, nosologischen, ätiologischen und pathogenetischen Fragestellungen der Abgrenzung von Hysterie und Epilepsie. Sie belebten seit dem Ende des vorigen Jahrhunderts einen wissenschaftlichen Streit psychiatrischer und neurologischer Forschung, in dem es an leidenschaftlichen Auseinandersetzungen nicht gefehlt hat, in dessen Verlauf jedoch der Ausgangspunkt — jene Anfallskoexistenz selbst — aus dem Blick geriet.

Für das Verständnis der Problemgeschichte ist es notwendig, sich vor Augen zu führen, daß die verschiedenen epileptischen Anfälle wie auch die hysterischen in ihrem klinischen Erscheinungsbild zweifellos die gleichen geblieben sind wie ehedem. Demgegenüber sind die Auffassungen über Epilepsie und Hysterie vom geschichtlichen Wandel medizinischer Grundkonzeptionen heute wie früher abhängig und haben jenen Wandel entscheidend mitbewirkt. Auch die Beziehungen zwischen Anfall und Krankheit sind damit notwendig zeitgenössischen Interpretationen unterworfen.

Für unsere Untersuchung ist es nicht möglich, aber auch nicht notwendig, die sicher noch nicht abgeschlossenen Anschauungen und Lehrmeinungen über Epilepsie sowie Hysterie ausführlich darzustellen. An den jeweils umstrittenen Berührungspunkten beider läßt sich jener Wandel mit ablesen. Wir dürfen uns deshalb beschränken und uns im wesentlichen auf jene Literatur stützen, in der die Zuordnung oder Trennung von epileptischen und hysterischen Anfällen sowie von Epilepsie und Hysterie eigens Problem geworden ist.

Einen ersten Höhepunkt wie auch einen vorläufigen Abschluß bildete die Diskussion der *Hysteroepilepsie* um die Jahrhundertwende.

Die darauf folgenden Diskussionen über den „Zwischenbereich" von Hysterie und Epilepsie können mit dem Thema *Affektepilepsie* umrissen werden.

Ein dritter Problemkreis ist eng mit dem Gebiet der *psychomotorischen Epilepsie* verbunden.

Eine erneute Untersuchung zum Thema der Koexistenz beider Anfälle beim gleichen Kranken ist aus mannigfachen Gründen gerechtfertigt.

Abgesehen von der Beschreibung vereinzelter Fälle liegt bislang nur die ausführliche Kasuistik von Bratz (1904) vor. Obgleich dessen vor 65 Jahren an Anstaltspatienten gewonnene Beobachtungen über Anfallskombinationen noch heute gelten können, gibt die Kasuistik notwendig nur einen Teilaspekt, der abhängig ist sowohl von den Erfahrungsmöglichkeiten in einer Psychiatrischen Anstalt um die Jahrhundertwende als auch vom damals geltenden engen Begriff der „genuinen" Epilepsie.

Den wichtigsten Anlaß für unsere Darstellung sehen wir darin, daß die Literatur der letzten 3 Jahrzehnte den Eindruck erweckt, jene Anfallskombination sei nicht

existent oder zumindest diagnostisch irrelevant geworden. Selbst der Differentialdiagnose von hysterischen und epileptischen Anfällen wird dementsprechend in Lehr-
büchern und in zusammenfassenden Darstellungen über Epilepsie gewöhnlich kein
Platz mehr eingeräumt. Man wird sie sogar in ausgesprochen der Diagnostik dienen-
den Abhandlungen vermissen. Die Möglichkeit gar eines Nebeneinander beider Anfallsarten wird seit den zwanziger Jahren kaum mehr erwähnt. Nur wenige Autoren
verweisen kurz auf die klinische Realität solcher Kombinationen: MARCHAND u.
DE AJURIAGUERRA (1948), ARNOLD (1954), GASTAUT (1954), SCHULTE (1964 u. 1967).
Eigens diesem Problem gewidmete neuere Publikationnen liegen nur von PASQUARELLI
u. BELLAK (ein Fall 1947) und PAAL (zwei Fälle 1965) vor.

Eine eigene vorläufige Untersuchung über die Beobachtung von therapieabhän-
gigem Wechsel epileptischer und hysterischer Anfälle beim gleichen Kranken wurde
1966 publiziert. Hierzu hat SELBACH (1966) ausführlich Stellung genommen, das Faktum der Kombination von psychogenen und epileptischen Anfällen bestätigend und
vom pathophysiologischen Aspekt her interpretierend. Auch SCHULTE bezog in seiner
Darstellung über die Selbstwahrnehmung bei Epileptikern 1967 zu unserer Untersuchung Stellung, die Tatsache der Anfallskombination ebenfalls anerkennend. Kürzlich hat PETERS (1966) unsere Ergebnisse aufgegriffen und bestätigt, daß das Auftreten von hysterischen Anfällen ein epileptisches Anfallsleiden nicht ausschließt. Vom
klinischen Phänomen des hysterischen Anfalls ausgehend konnte PETERS (1968) ebenfalls darstellen, daß die hysterischen Ausdrucksformen auch heute noch keine unterge-
ordnete Rolle spielen. Die verschiedenartigen Deutungen der gleichen Beobachtung
sind noch zu diskutieren.

Während sich in der früheren Literatur nahezu alle Psychiater und Neurologen
von Rang zu dem Problem der Anfallskombination in Darstellung und Gegendar-
stellungen ausgesprochen hatten, ist dieses Thema heute ganz in den Hintergrund ge-
treten. Die im Vergleich zur früheren Literatur bemerkenswerte Vernachlässigung
kann nur zum Teil damit erklärt werden, daß hysterische Anfälle heute vermeintlich
oder tatsächlich seltener vorkommen als früher.

So hatte FRISCH schon 1937 angenommen, die Seltenheit der hysterischen Anfälle
„mache eine Differentialdiagnose zu den epileptischen inaktuell". Mehr noch haben
jedoch Mißverständnisse und Umdeutungen gegenüber der älteren Literatur dazu beigetragen, daß die Anfallskombinationen fast in Vergessenheit gerieten. Wir werden
deshalb zu einem ausführlichen, ordnenden Rückblick auf die Problemgeschichte genö-
tigt.

Die letzte und vom Praktischen her wichtigste Begründung für unser Thema ergibt sich aus den neuen Erfahrungen der modernen Epilepsiebehandlung.

Seitdem die Anfallskombination Anfang des 19. Jahrhunderts ausdrücklich wegen
ihrer Therapieresistenz hervorgehoben wurde, ist der therapeutische Aspekt nie mehr
zur Sprache gekommen. Erst im letzten Jahrzehnt hat die für eine antiepileptische
Behandlung notwendige intensive Anfallsdiagnostik sowie auch die Erfahrung bei
ca. 5000 Patienten an einer Epilepsie-Ambulanz die Existenz der Anfallskombination
und ihre Therapieresistenz bestätigt. Gleichzeitig damit wurde eine allgemein bestehende, erhebliche diagnostische Unsicherheit deutlich, die sich darin äußerte, daß selbst
klassische hysterische Anfälle überwiegend als epileptische fehldiagnostiziert und antiepileptisch behandelt werden. Für das Zustandekommen der Fehldiagnose war in jedem Falle bezeichnend, daß die Möglichkeit eines hysterischen Anfalls gar nicht erwo-

gen worden war. Wir erkennen darin auch die nachhaltige Wirkung der Publikationen, die den hysterischen Anfall nur noch als ein historisch bemerkenswertes Relikt darstellen, mit dessen Vorkommen heute praktisch nicht mehr gerechnet werden müsse.

In der folgenden Darstellung soll einleitend mit einem ausführlichen geschichtlichen Rückblick versucht werden, die aus den einzelnen Phasen der Hysteroepilepsie-Diskussion überkommenen Meinungen und Gesichtspunkte zu ordnen. Ein weiterer Abschnitt ist den Möglichkeiten und Grenzen der heutigen Differentialdiagnose beider Anfallsformen vorbehalten. In der eigenen Kasuistik werden dann die Kombinationen hysterischer und epileptischer Anfälle dargestellt, wie sie uns heute entgegentreten. Wir verzichten dabei bewußt auf eine Einteilung, die schon von sich her den Stempel umfassender Interpretation trüge, und ordneten die Verläufe nach gewissen, wiederkehrenden Kombinationsformen, die sich aus der Häufigkeit der hysterischen Anfälle ergaben, wie auch aus ihrer Bindung an bestimmten Verlaufsstadien bei Epilepsie.

Das Ziel der Untersuchung ist es, auf die Tatsache der weitgehend vergessenen Anfallskombination zu verweisen, eine kritisch-ordnende Korrektur der bestehenden Auffassungen über das Nebeneinander hysterischer und epileptischer Anfälle beim gleichen Kranken zu erreichen, sowie einen Beitrag zur Interpretation dieses Phänomens zu geben, nachdem die bislang vorliegenden Erklärungen als unbefriedigend gelten müssen. Über die therapeutische, anfallsdiagnostische, nosologische und ätiopathogenetische Problematik hinaus, die solche Anfallskombinationen im einzelnen eröffnen, kann das Thema der alten „Hysteroepilepsie“ heute rückblickend als Modellfall für eine psychophysische Verflechtung gesehen werden.

Im Ausblick soll unsere Untersuchung ein Hinweis zur Überwindung der psycho-organischen Antinomie sein, eine Forderung, die in weiten Bereichen der Medizin anerkannt ist, die aber für den Bereich der Epilepsie noch offen ist, wie wohl gerade hier vielversprechende Ansätze vorliegen. Diese Ansätze, die auf VON WEIZSÄCKER und auf die Heidelberger Schule zurückgehen, werden abschließend berücksichtigt.

II. Geschichtlicher Rückblick

1. Das Nebeneinander beider Anfallsarten

Das Nebeneinander hysterischer und epileptischer Anfälle beim gleichen Kranken ist meines Wissens erst von LOUYER-VILLERMAY (1816) mit einem besonderen Terminus der hysterie epileptiforme bedacht worden.

Unter der Vorstellung von Epilepsie und Hysterie als Neurosen im Sinne degenerativer Nervenerkrankungen war jenes Nebeneinander der verschiedenen Anfälle nicht als solches fragwürdig. Das Interesse galt der diagnostischen Abgrenzung der Anfälle besonders im Hinblick auf die Prognose wegen der Erfahrung, daß diese Kombinationen sehr schwer behandelbar waren (PORTAL, 1828).

So beschrieb etwa SINOGOWITZ (1827) aus dem Krankengut der Berliner Charité Anfälle mit Krämpfen, die oft mit „hypogastrischen Schmerzen" beginnend in „allgemeinen Konvulsionen ähnlich den Bewegungen inter coitum" bestanden und in ein ekstatisches Stadium übergingen, welches sich „gewöhnlich durch ein Gemisch üppiger, verlangender Gebärden" äußerte.

Seine Bezeichnung „Epilepsia hysterica" oder für geringere Grade „Hysteria epileptica" leitete sich vom hysterischen Anfallsbild her, wie aus der Beobachtung, eine Steigerung der „Krampfform" werde der „wahren Epilepsie" täuschend ähnlich bzw. ahme sie nach. Zudem „gehen diese Anfälle nach Jahren — gleich einer somatischen Imprägnation — in eine Epilepsia cerebralis" über. Unter letzteren versteht der Autor der Beschreibung nach epileptische Grand Mal mit oder ohne Dämmerzustände, die häufig auf erblicher Grundlage einsetzten und zu Blödsinn führten. Der Einzelanfall sei so veränderlich und vielgestaltig, daß man oft glaube, der Kranke leide an allen Formen zusammen, wobei „das Übel zeitweise der gewöhnlichen Hysterie, zeitweise den Krämpfen der Cerebralepilepsie gleicht".

Sehen wir von den zeitgenössischen Deutungen der Ätiologie ab, so ist hier sowohl das wechselhafte Nebeneinander der beiden Anfallsformen geschildert, als auch eine dynamische Entwicklung dargestellt, die in die sogenannte cerebrale (chronische) Epilepsie einmündet. Dabei bezeichnet die „Epilepsia hysterica" ein Durchgangsstadium, welches durchaus nicht verlassen werden muß und somit auch als dauernde Koexistenz beider Anfallsformen bestehen bleiben kann.

Die Auffassung von Hysterie und Epilepsie als degenerative Neurosen läßt sich schon der Terminologie nach (Neurosenaddition, BRATZ, 1904) bis zum Ende der Hysteroepilepsie-Diskussion an der Jahrhundertwende verfolgen.

Das auf das Anfallsbild bezogene differentialdiagnostische Interesse blieb damit führend — wenn auch neben dem Anfall immer deutlicher ein chronisch progredienter Epilepsieverlauf und die sogenannte epileptische Persönlichkeitsänderung zum diagnostischen Kriterium der Epilepsie anwuchsen. Mit zunehmender Bemühung um eine

Krankheitseinheit Epilepsie wird dann das Problem der Anfallskombination notwendig auch von nosologischen Ordnungsprinzipien überdeckt. Es behält in der Folge nur noch für jene Patientengruppe Gültigkeit, bei der das Nebeneinander hysterischer und epileptischer Anfälle im Rahmen jenes fest umrissenen Epilepsieverlaufs beobachtet werden konnte.

Diese Symptomkonstellation — von LANDOUZY (1848) als *Hysteroepilepsie á crises distinctes* bezeichnet — hat CHARCOT (1874) systematisch beschrieben. Dabei konnte er sich auf die allgemeine Übereinstimmung mit den zeitgenössischen Autoren berufen. Die hysterischen Anfälle gesellten sich gewöhnlich erst nach längerem Epilepsieverlauf hinzu. Der umgekehrte Weg mit primär hysterischen Anfällen galt als selten. Beide Anfallsformen sollten in ihrem Verlauf unabhängig nebeneinander hergehen, ihren jeweiligen besonderen Charakter bewahren, wie auch ihre besondere Prognose.

Als Kombination zweiten Ranges zählt CHARCOT hysterische Anfälle bei Petit Mal auf (dem damaligen Sprachgebrauch zufolge alle kleinen epileptischen Anfälle) und außerdem epileptische Anfälle bei Patienten mit nicht anfallsartigen hysterischen Symptomen.

Es ist wichtig festzuhalten, daß die weitere Forschung diese Beobachtungen nie ernstlich bestritten hat. Gerade in der späteren Phase der Auflösung des Begriffs von Hysteroepilepsie wurde CHARCOTs Darstellung von BRATZ (1904), KRAEPELIN (1919) u.a. gestützt. BRATZ verdanken wir in diesem Zusammenhang die bisher einzige ausführliche kasuistische Untersuchung über die Koexistenz beider Anfallsarten, die er bei 38 von 724 Epileptikern der Anstalt Wuhlgarten beschrieb.

Die zweite Zahl der Literatur von 20 Patienten mit Hysteroepilepsie à crises distinctes stammt von BEAU, der sie unter 276 Anfallskranken der Salpetrière diagnostizierte (zit. nach CHARCOT).

Die oft gestellte Frage nach der gegenseitigen Beziehung beider Anfallsformen bei dem gleichen Patienten blieb unvollständig beantwortet. Nach CHARCOT prädisponierte das Bestehen der einen Form den Patienten für die andere. Den späteren Autoren galten nur die sekundären hysterischen Anfälle als „irgendwie" ätiologisch verknüpft mit der vorangehenden Epilepsie. Neben der „Disposition des Gehirns zur hysterischen Erkrankung durch ein ausgeprägtes degeneratives Moment" hielt BRATZ (1904) Veränderungen am Gehirn infolge der Epilepsie für eine notwendige Voraussetzung zu dieser „Neurosenaddition". Für SOMMER (1894), LEWANDOWSKI (1914) u.a. konnte die Epilepsie eine Bedingung der Hysterie sein, indem das Gehirn unter dem Einfluß der Epilepsie „hysterisierenden" Einflüssen leichter zugänglich wurde. Wie und wodurch aber die Epilepsie als Ursache wirkte, ließ sich nicht beantworten und blieb als Frage eine offene Forderung (BINSWANGER, 1899; HOCHE, 1902; BRATZ, 1904).

Der umgekehrte — seltene — Entwicklungsgang von hysterischen zu epileptischen Anfällen paßte nicht in diese theoretischen Vorstellungen und wurde durchweg als zufällig abgetan.

In späteren Jahren galten für REDLICH (1924) und BUMKE (1939) jegliche Kombinationen dieser Anfälle als rein zufällig. Soweit andere Interpretationen in der psychoanalytischen Literatur dieser Zeit vorliegen, erlauben sie leider nicht das Vorkommen beider Anfallsformen auch klinisch-diagnostisch hinreichend zu bestätigen. Die Anfallsbeschreibungen sind — wenn überhaupt — nur kursorisch mitgeteilt. Sie können insofern nicht recht überzeugen. Durchweg bleibt dem Leser der Zweifel, ob tatsächlich epileptische Anfälle vorgekommen waren.

In neuerer Zeit finden sich nur sporadische Hinweise. Soweit die Autoren nicht nur die Tatsache der Anfallskombination vermerken, zeigt sich wieder eine Tendenz, Gemeinsamkeit anzuerkennen.

Die einzig ausführliche Mitteilung in den letzten Jahrzehnten stammt von PASQUARELLI u. BELLAK. Sie beschreiben 1947 einen 29jährigen Kranken, zu dessen Epilepsie mit Grand Mal im Schlaf sich nach 23 Jahren hysterische Anfälle zugesellten. Da beide Anfallsarten hypnotisch auslösbar waren, interpretierten die Verfasser ihre Beobachtung als „Manifestation einer Erkrankung auf verschiedenen Ebenen". MARCHAND u. DE AJURIAGUERRA bestätigten 1948 das Vorkommen der Anfallskombination. Die Anfälle „behielten dabei ihren besonderen Charakter". ARNOLD vermerkt 1954 die Koexistenz von Grand Mal und hysterischen Anfällen bei knapp 6%! der von ihm untersuchten Epileptiker. Allerdings war diese Diagnose der Kombination nur in einzelnen Fällen durch stationäre Beobachtung erwiesen. Aus dem Zusammenhang kann vermutet werden, daß sie nur bei den stationären Einzelfällen auf ärztlicher Beobachtung der Anfälle beruht.

Auch GASTAUT berichtet 1954 über typische hysterische Anfälle bei Epileptikern. Er vermerkt die Kombination bei der Gruppe der psychomotorischen Anfälle. Eine Bemerkung von ihm kann vermuten lassen, daß er das Auftreten der hysterischen Anfälle in strenge Abhängigkeit zur psychomotorischen Epilepsie setzt. Zumindest nimmt GASTAUT eine den beiden Anfallsformen gemeinsam zugrunde liegende cerebrale Schädigung an, wenn er postuliert, daß „die Hysteroepilepsie des letzten Jahrhunderts fast sicher Patienten mit Läsionen der perifalciformen Region, des Gyrus hippocampi oder der inneren Oberfläche des Temporallappens" betreffe. Seine Unterstellung, daß es sich dabei um eine erwiesene Tatsache handle, trifft sicherlich nicht zu.

In diesem Zusammenhang läßt sich auch eine gängige und unbegründete Auffassung widerlegen, die annimmt, jene in der älteren Literatur als hysterisch beschriebene Anfälle seien sehr wahrscheinlich epileptische gewesen und zwar psychomotorische, die man nur damals nicht als solche erkannt habe. Ein Blick in die vorzüglichen Anfallsbeschreibungen etwa von BRATZ (1904) zeigt leicht, daß er die heute sogenannten psychomotorischen Anfälle eindeutig als epileptische diagnostizierte und sie als „epileptischen Schwindel" (seine Fälle 1, 3, 5, 9, 10, 15) den hysterischen Anfällen gegenüberstellte — gerade mit der Intention einer Kritik an lascher Diagnostik. Schon TISSOT (1770) diskutierte das differentialdiagnostische Problem „unvollständiger" epileptischer Anfälle, die nur hysterische zu sein schienen und die den ausgeprägten epileptischen vorausgehen könnten.

Jene differentialdiagnostischen Schwierigkeiten waren also wohlbekannt. Besonders GOWERS (1881, 1901) hatte sich damit auseinanderzusetzen wegen seiner Konzeption einer „postepileptic hysteria", (die wir heute als postepileptischen Dämmerzustand gerade bei psychomotorischen Anfällen bezeichnen). GOWERS mahnte zur äußersten Vorsicht, selbständige hysterische Anfälle bei jenen Epileptikern anzunehmen, deren meist kleinen epileptischen Anfällen eine „hysteroide Convulsion" direkt folge. Die Erkennung des vorangehenden Petit Mal könne höchst schwierig sein. Obwohl GOWERS damit aus diagnostischen Gründen vor der Annahme einer Kombination der heute sogenannten psychomotorischen Anfälle mit hysterischen ausdrücklich warnt, fährt er fort: „Es ist jedoch wichtig, die Tatsache festzuhalten, daß manche Patienten (der genannten Art) andere Male von hysteroiden Attacken befallen werden, die nicht auf epileptische Anfälle folgen." Die Möglichkeit der Kombination wird also von ihm ausdrücklich anerkannt und stellt sich der heute rückwirkend angenommenen Unkenntnis der älteren Autoren entgegen.

1964 und 1967 bestätigte SCHULTE das Vorkommen einer hysterischen Anfallssymptomatik bei Epileptikern. Wegen des allgemein betonten Zurücktretens ersterer in der heutigen Zeit weist er ausdrücklich auf die Möglichkeit hin, daß nicht wenige der Anfälle doch den Petit Mal und insbesondere den psychomotorischen Anfällen zugehören. Der eindeutigen Bestätigung diene das EEG. Die hysterischen Anfälle interpretiert SCHULTE als aufgepfropft: Die Betroffenen sähen ihre Behinderung nicht ernst genug gewertet und sich daher veranlaßt, ihren epileptischen Krankheitszustand noch zusätzlich paroxysmal zu unterstreichen — zum Beispiel zum Zweck der Rehabilitation in den Augen der anderen. Die hysterischen Anfälle werden von SCHULTE demnach infolge einer „Beweisnot" dargestellt, wie wir diese Situation bei unseren Fällen (siehe Kasuistik) benannt haben.

PAAL berichtete 1965 über zwei Patienten mit einer Kombination von „hirnorganisch-epileptiformen und psychogen-funktionellen" Anfällen. Unter 1308 Kranken eines Jahres fanden sich 113 mit epileptischen, 20 mit psychogenen Anfällen und unter diesen die genannten 2. In der Annahme einer konstitutionellen Gemeinsamkeit stellt PAAL die Krampfbereitschaft als Nährboden für die funktionelle Manifestation dar: als organische Bahnung der psychogenen Anfälle. Andererseits erhöhe die psychische Belastung die vorhandene Krampfbereitschaft und erniedrige so deren Schwelle: im Sinne einer psychischen Bahnung der epileptischen Anfälle.

Diskussion

Dieser *Rückblick* erweist eine Kontinuität der klinischen Beobachtung über das Nebeneinander hysterischer und epileptischer Anfälle beim gleichen Kranken, das außerdem nie mit zureichenden Argumenten bestritten wurde.

Hingegen ist nicht zu übersehen, daß die Anfallskombination seit ihrer Beschreibung als „Hysteroepilepsie à crises distinctes" auf einen Spezialfall eingeengt wurde: Auf hysterische Anfälle bei Patienten mit sogenannter genuiner oder „echter" Epilepsie. Bei den Bemühungen um eine nosologische Abgrenzung jener vermeintlichen Krankheitseinheit Epilepsie blieb dann die zunächst beunruhigende Problematik jener Kombination auf der Strecke. Galt zunächst noch die Interpretation einer gemeinsamen degenerativen Grundlage, so blieben später „Zufälligkeit" oder von der Epilepsie unabhängige, oder auch von ihr ausgehende „Ursachen" für die hysterischen Anfälle als Erklärung bestehen, die freilich schon damals als unbefriedigend galt.

Die erwähnten neuzeitlichen Deutungen gehen ebenfalls von der Grundvorstellung „hysterische Anfälle bei chronischer Epilepsie" aus. Überwiegend wird das Phänomen in der Nähe der psychomotorischen Anfälle diskutiert. Es besteht die Tendenz, wieder gemeinsam zugrunde liegende Bedingungen anzunehmen: Pathologisch-anatomische (GASTAUT, 1954), konstitutionelle (PAAL, 1965), nosologische und pathogenetische (als Krankheitseinheit mit Äußerungsform auf verschiedener Ebene — PASQUARELLI u. BELLAK, 1947). Gemeinsame pathogenetische Grundlagen, die wir 1966 diskutierten, hat SELBACH (1966) bestätigend nach dem Prinzip des Regelkreises interpretiert.

In fast allen genannten Darstellungen werden auch wieder die diagnostischen Probleme der Anfallsunterscheidung gestreift, die nahezu 3 Jahrzehnte lang übergangen wurden. Im Resultat reichen diese Überlegungen von der Identifizierung hysterischer und psychomotorischer Anfälle (im Rückblick auf die alte Hysteroepilepsie) über die Darlegung der auch heute schwierigen klinischen Anfallsdiagnose mit besonderer Unsicherheit bei den psychomotorischen Anfällen, bis zu der uneingeschränkten Übernahme der alten Erfahrung, daß die Unterscheidung hysterischer und epileptischer Anfälle zu den schwierigsten Problemen der Differentialdiagnose überhaupt gehört (GASTAUT, 1954).

2. Zwischen Hysterie und Epilepsie

Die im vorigen Abschnitt dargestellte historische Entwicklung bis zum Zeitpunkt einer „klaren" diagnostischen und nosologischen Abgrenzung der sogenannten genuinen Epilepsie hatte die eigentliche Problematik nicht gelöst, sondern nur verschoben.

Neben den hysterischen Anfällen bei „echter" oder „genuiner" Epilepsie blieb gleichzeitig eine Fülle klinischer Beobachtungen bestehen, die nicht in der gleichen Weise systematisch geordnet werden konnten. Aus dem gesamten Bereich der beobachteten Anfallskombination war letzlich nur die nosologisch „unproblematische" Patienten-Gruppe herausgenommen worden, die dem Krankheitsbild der sog. genuinen Epilepsie zugeordnet werden konnte.

Bestehen blieben daneben die Beobachtungen eines möglichen Übergangs hysterischer Anfälle in epileptische sowie das Vorkommen sogenannter „zusammengesetzter" Anfälle, die einmal mehr den epileptischen, dann mehr den hysterischen glichen (TISSOT; PORTAL; SINOGOWITZ; BRIQUET; CHARCOT u.a.). Hysterische Anfälle kamen außerdem bei Patienten mit chronisch epileptischen Anfällen vor, deren Krankheitsbild nicht dem der sogenannten genuinen Epilepsie entsprach, dessen Verlauf also nicht mit der sogenannten epileptischen Wesensänderung einherging und der nicht zu Blödsinn führte. Die „hysterische" Auslösbarkeit epileptischer Anfälle (LEWANDOWSKY, 1914), sowie die erheblichen Schwierigkeiten der Differentialdiagnose beider Anfallsformen vervollständigt den Problemkreis, der sich unter den Bezeichnungen einer hysteroiden Epilepsie, epileptiformen Hysterie oder Hysteroepilepsie verbarg.

Aus der klinischen Erfahrung eröffnete sich damit ein Grenzbereich zwischen Hysterie und Epilepsie auf nosologischer, differentialdiagnostischer, ätiologischer und pathogenetischer Ebene. Die Problemstellung mußte zudem jeweils für die zugrunde liegende Erkrankung, für den Anfall, sowie für die Persönlichkeit des Kranken („Charakter", Wesensänderung) gelten. Da sich die genannten Gesichtspunkte in der wissenschaftlichen Diskussion meist überschnitten und auch nicht systematisch untersucht wurden, fällt es nicht leicht, eine klare Entwicklung nachzuzeichnen. Der Versuch ist notwendig vergröbernd.

Die erste Phase der Auseinandersetzung ist vorwiegend an diagnostisch-nosologische Ordnungsversuche gebunden, die der im ersten Kapitel geschilderten Entwicklung parallel verliefen. Besonders die Beobachtung „zusammengesetzter" Anfälle hatte zu dem Postulat einer selbständigen *Krankheit Hysteroepilepsie* bzw. einer mehr oder minder eigenständigen Mischform geführt, die ihre Symptome aus den Grundkrankheiten Hysterie und Epilepsie entlehnte.

Gegen die Eigenständigkeit einer solchen Zwittererkrankung wandte sich bereits CHARCOT (1874) mit seiner Darstellung der *Hysteroepilepsie à crises combinées*. Er diagnostizierte sie aus dem Anfallsbild der Attaques accès und dem Krankheitsverlauf. Beau fand sie bei 12 von 276 Anfallskranken der Salpetrière. Charcot ließ keinen Zweifel, daß er diese dem Anfallsbild nach eher epileptischen Anfälle *dem Wesen nach* als zur Hysterie gehörig auffaßte. Er stellte sie als äußersten Entwicklungsgrad der gewöhnlichen Hysterie dar, der nur in den Anfällen das äußere Aussehen von Epilepsie annehme.

Schon hier kann festgehalten werden, daß Charcots nosologische Verortung jener Hysteroepilepsie à crises combinées im Hysteriebereich sich durchsetzte und später von Bratz (1904), Kraepelin (1919), Freud (1930) u. a. ausdrücklich anerkannt blieb.

Schwieriger als jene nosologische Verortung war und ist die nachträgliche Diagnose der Attaques accès. Das Anfallsbild war von den zeitgenössischen Autoren nicht ausdrücklich aufgegriffen worden. Gowers (1901) etwa ließ es bei der Bemerkung bewenden, jene Anfälle nicht gesehen zu haben. Auch Charcot argumentierte im wesentlichen aus nosologischem Interesse und brachte deshalb keine genaueren Details zur Abgrenzung vom hysterischen Anfall, weil ihm die Zuordnung dieser Anfälle zur Hysterie allein wesentlich war. Gegen Epilepsie spricht nach ihm: Das Fehlen eines „epileptischen Schwindels", der nur skizzenhaft, unvollkommen ausgeprägte epileptische Typus des Anfalls, die Möglichkeit der Modifizierung und Kupierung des Anfalls durch äußere Einwirkung. Außerdem führten diese Anfälle niemals zur Abschwächung der Intelligenz und der Status gewöhnlich nicht zum Tod. Es bestand keine für Epilepsie typische Wesensänderung, sondern eine „bizarre, sonderbare" Wesensart.

Das Dilemma einer nachträglichen Deutung dieser Anfälle entsteht infolge der Verquickung von Argumenten aus Anfallsbild und Krankheitsdiagnose. Nur so sind die widersprüchlichsten nachträglichen Deutungen verständlich. Nach Jaspers (1948) sind diese Anfälle hysterische, und zwar gezüchtete, während sie sonst auch als epileptische, und zwar psychomotorische gelten (Hallen, 1954 u. 1962, Hommes, 1964).

Solchen Deutungen widerspricht dann entweder das von Charcot (1874) beschriebene Anfallsbild oder der Krankheitsverlauf. Psychomotorische Anfälle waren jene Attaques accès deshalb nicht, weil ihre erste sogenannte epileptische Phase als Krampfanfall beschrieben ist. Differentialdiagnostisch steht deshalb nur ein epileptisches Grand Mal neben dem hysterischen Anfall zur Debatte. Außerdem besteht Charcot ausdrücklich auf dem Fehlen des epileptischen Schwindels, mit dem damals die heutigen sogenannten psychomotorischen Anfälle bezeichnet wurden. Der Auffassung als hysterische Anfälle stellt sich aber ebenfalls jene erste epileptische Phase entgegen. Tatsächlich waren sie ja der Anlaß zur Beschreibung von Symptomkombinationen eines epileptischen Grand Mal mit hysterischen Gebärden.

Wichtiger und bislang vernachlässigt ist jedoch eine Bemerkung Charcots: Die verschiedenen Phasen folgten nicht immer so regelmäßig aufeinander. Sie gingen manchmal ineinander über und bald trete die eine, bald die andere mehr oder gar ausschließlich hervor. Diese Schilderung erinnert sehr deutlich an die Darstellung von Sinogowitz (1827): Der Einzelfall sei so veränderlich und in allen Formen wandelnd, daß man oft glaube, der Kranke leide an allen Formen zusammen — wobei das Übel zeitweise der gewöhnlichen Hysterie, zeitweise den Krämpfen der Cerebralepilepsie gleiche.

Auch Möbius (1893) und Bratz (1904) haben kritisch das uneinheitliche Anfallsbild der Attaques accès hervorgehoben. Einen besseren Aufschluß über das von Char-

COT Dargestellte dürfen wir jedoch aus der Weiterentwicklung jener Hysteroepilepsie à crises combinées im Rahmen der damaligen Forschung erwarten. Dafür erweist es sich als notwendig, die Anfallsbeschreibung und -diagnose wo möglich von der Krankheitsdiagnose zu trennen, die gegenüber ersterer abhängig war von theoretischen Vorverständnissen. Jede Vermischung beider Gesichtspunkte muß die klinische Wirklichkeit verfälschen.

Zweifellos gab es damals — wie heute — auch Anfälle, deren Differentialdiagnose zwischen hysterischen und epileptischen nicht möglich war. Der damaligen Intention einer Systematik zufolge dienten auch sie nicht als unklare, sondern als „zusammengesetzte" Anfälle dem nosologischen Streit. Wir möchten hier nur darauf hinweisen, daß es nicht gerechtfertigt ist, diese früheren Beobachtungen allein auf jene unklaren Anfälle zu reduzieren und damit die bestehende Problematik aufzulösen. Jene diagnostisch nicht zu klärenden Anfälle stellen aber auch heute ein relevantes und diagnostisches Problem dar, welches von uns noch diskutiert werden soll.

Die Notwendigkeit einer expliziten Darstellung dessen, was gemeint und zitiert wird, ergibt sich zudem daraus, daß neben und trotz CHARCOTS Darstellung die Bezeichnung Hysteroepilepsie weiterhin auch unter dem Gesichtspunkt der Anfallsähnlichkeit und -entstehung bzw. -auslösung für ein beiden Anfallsformen und -krankheiten gemeinsames Übergangsgebiet reserviert blieb.

Hysteroepilepsie als selbständiger Morbus zwischen Hysterie und Epilepsie, mehr dem einen oder dem anderen verwandt — aber von beiden unabhängig — hatte (wie dargestellt) mit CHARCOTS Deutung nichts gemeinsam. Dieser Weg führte letztlich zur Annahme einer nahen inneren Verwandtschaft beider Krankheiten. STEFFENS (1900) etwa ließ keine prinzipiellen Unterschiede gelten mit der Formulierung, die gleiche Krankheitsursache trete nur in verschiedener Intensität und Nachhaltigkeit als Hysterie bzw. Epilepsie in Erscheinung. BINSWANGER (1899) ging nur so weit, eine innige Verwandtschaft anzunehmen: im Sinne einer degenerativen Mischform auf dem Boden erblicher Degeneration, die von Anfang an von epileptischen und hysterischen Symptomen bestimmt werde, so daß eine Trennung in zwei bestimmte Krankheitstypen nicht durchführbar sei.

Wir sehen damit die klinische Beobachtung der Anfallskombination nosologisch in drei Krankheitskreise von Hysteroepilepsie systematisiert: als hysterische Anfälle bei genuiner Epilepsie (à crises distinctes) und als epileptische Anfälle bei Hysterie (à crises combinées) galten sie den meisten Autoren als gesichert. Die dritte — als eigenständige Krankheit postulierte Form — blieb umstritten.

Die uns interessierende Anfallskombination verlor im Verlauf der nosologischen Diskussion jedoch zunehmend an Beachtung. Als ursprünglich beunruhigendes Phänomen war sie nur noch in den intensiven Bemühungen wieder zu finden, die der Differentialdiagnose beider Anfälle galt.

Aber auch die Differentialdiagnose der Anfälle geriet zunehmend unter den Gesichtspunkt der nosologischen Bemühungen. Sie verlor sogar an Bedeutung gegenüber der Frage, wie weit das Anfallsbild überhaupt geeignet war, zur Krankheitsdiagnose beizutragen.

Zwei differente Entwicklungen erzwangen schließlich eine recht radikale „Lösung". Die intensive Suche nach Kriterien zur Unterscheidung hysterischer und epileptischer Anfälle hatten mit wachsender Erfahrung erkennen lassen, daß es kein einziges Anfallssymptom gab, welches von sich her die Differentialdiagnose entscheiden konnte. Nachdem sogar die Pupillenstarre als alleiniges Merkmal des epileptischen

Anfalls entthront war (KARPLUS, WESTPHAL, 1897/98), folgte die völlige Entwertung des Anfallsbildes als Kriterium für die Krankheitsdiagnose. Der Verlauf und die Wesensart des Kranken wurden für die nosologische Diagnose von Epilepsie und Hysterie allein bestimmend.

Daneben hatten sowohl das uneinheitliche Anfallsbild der Attaques accès als auch die schwierige Anfallsdiagnose die „Hysteroepilepsie" zu einem willkommenen Sammeltopf unklarer Anfälle werden lassen. MÖBIUS' Ausspruch, die Hysteroepilepsie sei ein „unpassender Wärterausdruck", erhellt diese Situation nachdrücklich. Mit der Entwertung des Anfalls zugunsten des Krankheitsverlaufs für die Diagnostik fand das Bemühen um eine Krankheitseinheit Hysteroepilepsie ein Ende.

In seiner schon erwähnten, derart ausgerichteten Kasuistik konnte BRATZ (1904) nur noch Kranke darstellen, die eindeutig an reiner Hysterie, reiner Epilepsie oder an Epilepsie mit epileptischen und hysterischen Anfällen litten. HOCHE hat 1902 vor der Versammlung Südwestdeutscher Neurologen und Irrenärzte unter nahezu allgemeiner Zustimmung die „Hysteroepilepsie" sowohl als Begriff wie auch als ein der Hysterie und Epilepsie gemeinsames Grenzgebiet verworfen. Daran änderte auch der kritische Einspruch von NONNE nichts, der sogleich (1902) einen Fall von Hysteroepilepsie (mit getrennten Anfällen) publizierte und entgegen dem „Nebeneinander zweier verschiedener Neurosen" als letzter noch einmal ein einheitliches Krankheitsbild propagierte.

Die so erreichte nosologisch-diagnostische Klarheit war freilich erkauft mit der Reduktion der Epilepsie auf eine bestimmte Verlaufsform, in deren Mittelpunkt die zur Demenz fortschreitende Wesensänderung stand, sowie eine häufige hereditäre Belastung. Die Anfälle hingegen stellten nur noch nachrangige Attribute dieser Krankheitseinheit dar.

Eine Folge dieser Auffassung war einerseits die schon erwähnte Bestätigung hysterischer Anfälle bei „echten" Epileptikern. Andererseits stellte sich jetzt das Problem von *epileptischen Anfällen bei Nichtepileptikern*, besonders bei Hysterikern, und löste jenes der „Hysteroepilepsie à crises combinées" im Sinne CHARCOTS ab. Aber auch die zweite Vorstellung der Hysteroepilepsie als eines Grenzgebietes eröffnete sich neu und forderte nosologische und pathogenetische Neufassung.

Mit der Entwertung der Anfälle hinsichtlich ihrer diagnostischen Bedeutung für die zugrunde liegende Krankheit waren Dissoziationen von Anfallsform und Krankheit nicht mehr beunruhigend. Das Nebeneinander hysterischer und epileptischer Anfälle verlor damit zunehmend an Relevanz. Gleichzeitig mit dieser Verselbständigung des Anfallssyndroms gewannen die anfallsbedingenden Faktoren an Interesse. Als epileptische Anfälle außerhalb der sogenannten echten Epilepsie waren zunächst die symptomatischen bekannt. In Analogie rechnete HOCHE (1902) mit der Möglichkeit, auch die Hysterie könne — ohne aus ihrem Rahmen zu fallen — den dem echten epileptischen Anfall zugrunde liegenden zentralen Vorgang zur Auslösung bringen, ebenso wie dies andere Umstände (reflektorische Reize, Gifte usw.) könnten, ohne daß es sich um „echte" Epilepsie handele. Am bekanntesten ist dazu die Beschreibung der *„affektepileptischen Anfälle"* bei Neuro- und Psychopathen geworden, die BRATZ (1911) gegeben hat. Entgegen verbreiteter Zitierungsweise beschrieb BRATZ damit aber weder nur epileptische Anfälle bei Psychopathen, noch gar eine bestimmte „psychogene" Affektepilepsie, sondern ganz heterogene Anfälle: synkopale, narkoleptische, hysterische Anfälle, poriomane Zustände, u. a. auch epileptische Anfälle bei Psycho-

pathen, wobei ihm die epileptischen nur als „der schwerste Typus" erschien. Das Verbindende aller Anfälle — auch der epileptischen — war ihre besondere Neigung aus
„äußeren" Ursachen, also *affiziert* aufzutreten. Ohne CHARCOTs Hysteroepilepsie à
crises combinées als Vorläufer seiner Konzeption zu erwähnen, bedient BRATZ sich
in der Darstellung sehr ähnlicher Formulierung. Da er in einer früheren Arbeit (1904)
die Attaques accès von CHARCOT als den epileptischen Anfällen gleichende bei Hysterie anerkennt, läßt sich für den Bereich der epileptischen Anfälle als „schwerster
Typus" ein direkter Zusammenhang mit jenen Attaques accès darstellen.

Am nächsten kommt der BRATZschen Konzeption ROHDE (1912), der vom einfachen anfallsweisen Benommenheitsgefühl und Schwindel bis zum typischen epileptischen Grand Mal eine einfache Stufenleiter sieht und bereits die geringsten Grade als
leichte Form solcher „Affektepilepsie" auffaßt. Indem ROHDE das Auftreten dieser
heterogenen Symptome in Abhängigkeit von Aufregungen sieht, weicht er in dem
Begriffsverständnis der Affektepilepsie von BRATZ ab. Sie bedeutet nach ihm nicht
mehr eine von außen affizierte, sondern eine affektive Entstehung. Eine Einteilung der
Kranken nach der *Art* ihrer Anfälle halten BRATZ wie ROHDE für unmöglich, „weil
zumeist bei den selben Psychopathen verschiedene Arten von Anfällen im Laufe des
Lebens vorkommen."

Das Nebeneinander verschiedener Anfälle beim gleichen Kranken war damit
selbstverständlich, die Koexistenz als solche aber wissenschaftlich uninteressant geworden.

In den Vordergrund der Forschung rückten nun Bemühungen um eine *nosologische Aufteilung des neuen Grenzbereiches* mit der Beschreibung neuer Anfallskrankheiten: Der habituellen Epilepsie der Trinker (KRAEPELIN, 1919), der intermediären
oder der psychasthenischen Krämpfe, (OPPENHEIM, 1905; ALZHEIMER, 1910), der
Reaktivepilepsie (BONHOEFFER, 1911).

Ungeachtet verschiedener Nuancierungen ist allen gemeinsam, daß ein mehr oder
minder großer Anteil der Kranken epileptische Grand Mal hatte. Bei deren Bezeichnung wird die vorsichtige Formulierung „epileptiform" bevorzugt oder die Umschreibung benützt: „Sie ließen sich äußerlich durchaus nicht von epileptischen unterscheiden" oder „sie glichen ihnen".

Epileptiform bzw. epileptoid waren im damaligen Sprachgebrauch demnach Benennungen
für sicher epileptische Anfälle — außerhalb der genuinen Epilepsie — so etwa auch für die
symptomatische Form, z. B. auch für Jacksonanfälle, wie für solche, die aus äußerlich erkennbaren Anlässen nach Aufregungen, Alkoholgenuß usw. auftraten. Diese Bezeichnungen hatten
somit keine anfallsdiagnostische Bedeutung. Sie sollten das „dem Wesen nach nicht zur
genuinen Epilepsie gehörige" benennen, während der Terminus „epileptisch" allein für die
epileptischen Anfälle bei „echter" Epilepsie reserviert blieb. Die Bezeichnungen verloren ihre
Berechtigung mit der Erkenntnis, daß dem epileptischen Anfall als Syndrom ungeachtet nosologischer Zuordnung eine eigene Identität zukam (REDLICH, 1924). Wenn heute Anfallsbilder
epileptiform oder epileptoid genannt werden, so entbehrt diese Bezeichnung jeder — auch
der historischen — Berechtigung. Sie pflegt heute wohl in Unkenntnis ihrer ehemaligen Bedeutung für diagnostisch unklare Anfälle benützt zu werden, oder auch nur aus Gründen der
Verharmlosung. Daneben hat sich in neuerer Zeit der Wortgebrauch auch für verschiedenartige Symptome oder Syndrome eingebürgert, die an sich keine epileptischen sind, deren
Beziehung zum epileptischen Formenkreis aber — wohl unberechtigt — angenommen wird.
Trotz aller kompetenten Ablehnungen jener verwaschenen und im verschiedenen Sinn
gebrauchten Benennung hält sich jedoch „epileptoid" auch in wissenschaftlichen Publikationen. Die Beziehung ist nicht nur diagnostisch unbrauchbar. Sie impliziert einen nosologischen
Zusammenhang, dessen Problematik quasi auf terminologischem Weg „gelöst" wird.

Aus den Beschreibungen geht sicher hervor, daß bei diesen angenommenen Sonderformen von Anfallskrankheiten mehr oder minder häufig auch unverkennbar hysterische Anfälle auftraten (KRAEPELIN, 1919).

Die nosologische Stellung jener Krankheiten im Grenzgebiet ist zwar nicht einhellig beurteilt worden. Der nosologische Zusammenhang mit der alten Hysteroepilepsie à crises combinées liegt jedoch auf der Hand, wenn KRAEPELIN (1920) sie — ebenso wie CHARCOT — zur Hysterie rechnet: Es seien hysterische Persönlichkeiten, die eben auch epileptische Anfälle haben. Eine ausführliche Darstellung der unterschiedlichen nosologischen Auffassungen führt zu weit. Es genügt der Hinweis, daß sie einmal in die Nähe der Hysterie, einmal in die der Epilepsie gerückt wurden und auch als völlig selbständige Erkrankungen galten.

Das hiermit gesicherte Nebeneinander hysterischer und epileptischer Anfälle auch außerhalb der „eigentlichen Epilepsie" und im Rahmen der Hysterie war für KRAEPELIN (1920) das Exempel für die weitgehende Unabhängigkeit des klinischen Erscheinungs-(Anfalls-)bildes vom Wesen des Krankheitsvorganges. Konsequent forderte er die Möglichkeit gar einer „Epilepsia sine epilepsia", die allein aus der Wesensart diagnostizierbar sei.

Er nimmt mit HOCHE an, die epileptischen Anfälle stellten nur die Entladungsform einer im Gehirn vorgebildeten Einrichtung dar, die durch alle möglichen Reize in Gang komme — auch durch Gemütsbewegungen, sogar durch bewußte Vortäuschung. Mit den hysterischen Anfällen zusammen postulierte er eine spasmodische Reaktionsform des Gehirns. In seiner evolutionsbiologischen Deutung der Anfallsentstehung ist das Entstehen der Bewegungsformen des Anfalls, dessen Gestaltung, allein abhängig von der Ausbreitung der ursächlichen Schädigung, vom Grad des Eingreifens „in das Getriebe des seelischen Aufbaus". Der für die Gestaltung des Anfalls verantwortliche Angriffspunkt der „gemütlichen Reize" könne so einmal auf der Linie „urwüchsiger Schutzeinrichtungen", einmal auf der der „reinen Krampfbewegungen" wirken, wobei letztere nur als eine „weit ältere und ursprünglichere Form" jener ersten vermutet werden. Die Anfallsart kann somit keinen Aufschluß über das Leiden geben, sondern nur „das Gebiet des nervösen Getriebes kennzeichnen, in dem sich die Störung abspielt. Kombinationen epileptischer und hysterischer Erscheinungen sind damit sowohl bei Epileptikern wie auch bei Hysterikern erklärbar — ohne aber über das Wesen des davon unabhängigen Krankheitsvorganges Aufschluß zu geben. Beide Anfallsformen könnten nebeneinander bei beiden Krankheiten auftreten. Weil zudem eine befriedigende Abgrenzung der beiden Krankheiten voneinander unmöglich war, hegte KRAEPELIN den Verdacht, daß die zugrunde liegende Fragestellung der Nosologie fehlerhaft sei. Weil die Hysterie gelegentlich in die „epileptische Äußerungsform" übergreife und bei Epileptikern hysterische Störungen gar nicht selten vorkämen, hielt er es für denkbar, „daß jene beiden Erkrankungen aus dem Rahmen der ihnen für gewöhnlich zukommenden Krankheitserscheinungen heraustreten könnten".

Für den Sonderfall einer Auslösung von Anfällen durch „Gemütsreize" bürgerte sich die Bezeichnung *Affektepilepsie* ein. Es besteht kein Zweifel, daß jene Affektepilepsie den Umkreis klinischer Beobachtungen umgreift, der früher als Hysteroepilepsie à crises combinées bezeichnet wurde. Die Problematik hatte sich indes verschoben. Die Diskussion der Affektepilepsie findet am Rande der Revision des Neurosenbegriffes statt, mit der auch die Pathogenese der Epilepsie wie der epileptischen Anfälle zur Frage gestellt wurden. Die „Affektepilepsie" — aus der Umdeutung hetero-

gener affizierter Anfälle und ebenso heterogener affektiv ausgelöster Anfälle entstanden — diente in diesem Zusammenhang ausschließlich der Auseinandersetzung über
die Organo- oder Psychogenese der epileptischen Anfälle, der Epilepsie oder einer
Sonderform. Der sauberen Trennung von epileptischen Anfällen und chronischer Epilepsie als organischer Reaktion bzw. Erkrankung einerseits von den hysterischen Anfällen und Psychopathien bzw. neurotischen Entwicklungsstörungen andererseits stellte
sich jene Affektepilepsie jeweils störend entgegen.

Es liegt nicht in unserem Thema, diese pathogenetische und unfruchtbare Diskussion zu dem Bereich der Epilepsie darzustellen. Die uns interessierende Koexistenz
hysterischer und epileptischer Anfälle geriet letztlich in Vergessenheit. Wo die Kombination in der Literatur noch Erwähnung fand, wurde sie als zufällig aufgefaßt und
nicht weiter diskutiert.

Die bezeichnendsten Stationen der Interpretation von „Affektepilepsie" führen
wir nur insoweit an, als dabei ausdrücklich auf die Hysteroepilepsie als ein noch immer beunruhigendes Phänomen Bezug genommen wurde.

So hat REDLICH (1924) durch die *Hereinnahme der Affektepilepsie in das Epilep-
sieterrain* den Versuch unternommen, die alte Krankheitseinheit aufzulösen, und eine
allgemeine Organogenese der Epilepsie und ihrer Anfälle gefordert. Wie problematisch dabei die Abgrenzung affektepileptischer von hysterischen Anfällen war, zeigt
seine geradezu artistische Definition: Beim epileptischen Anfall werde ein organisch
vorgebildeter Mechanismus durch einen inneren oder äußeren Reiz ausgelöst und zum
Ablauf gebracht. Beim hysterischen Anfall seien es psychogen wirkende Momente, die
den Anfall auslösen, wobei freilich — speziell in schweren Fällen — die Psyche wohl
nicht für die Ausgestaltung des Anfalls im einzelnen maßgeblich sei, vielmehr auch
hier physiologisch und pathologisch gebahnte Bewegungskomplexe in Erscheinung
träten.

BUMKE, der sich 1939 der Annahme eines im Gehirn vorbereiteten Anfallsmechanismus widersetzte, sah in der affektiven Auslösbarkeit epileptischer Anfälle die Möglichkeit — analog den Psychosen — neben der sogenannten echten Epilepsie, der
symptomatischen und der residualen, auch eine psychopathologisch funktionelle (reaktive) Form scharf abzugrenzen. Diese Affektepilepsie als *funktionelle Neurose* aufgefaßt, speiste sich aus dem ehemaligen Grenzgebiet zwischen Hysterie und Epilepsie
und sollte „die Schwierigkeiten der alten Hysteroepilepsie von selbst zum Verschwinden bringen". Das Problem einer Koexistenz beider Anfallsarten bestand für BUMKE
und REDLICH ebensowenig wie für die zeitgenössischen Autoren. Beide Anfallsformen
könnten (BUMKE) wegen ihres kategorialen Unterschiedes nur zusammenfinden „wie
wenn ein Psychopath ein Carcinom bekommt". Zweifellos wollte er mit dieser Formulierung eine Zufälligkeit konstatieren.

KEHRER, der sich 1924 ebenfalls gegen KRAEPELINs Darstellung eines präformier-
ten Anfallsmechanismus wendet, sah die Lösung des Hysteroepilepsie-Problems umgekehrt in der Möglichkeit fließender Übergänge von der Hysterie zur Affekt- oder
Reaktivepilepsie. Er erwartete die Klärung in der Auffassung auch der *„echten Epilepsie"* als einer Organneurose, die durch ihre Folgeerscheinungen für die Hirnrinde
zur organischen Hirnkrankheit werde.

FREUD nahm in seiner berühmten Dostojewski-Studie 1930 etwas zwiespältig —
aber besonders aufschlußreich — zu dem Problem Stellung: Indem er die *epileptischen
Anfälle Dostojewskis als Symptom einer Neurose* deklariert, anerkennt er eine Psy-

chogenie des epileptischen Anfalls in dem Sinn, daß die epileptische Reaktion sich der Neurose zur Verfügung stelle „als ob ein Mechanismus der abnormen Triebabfuhr organisch vorgebildet sei, der unter den verschiedensten Verhältnissen in Anspruch genommen werden könne". Grundsätzlich stimmt diese Annahme mit der von HOCHE und KRAEPELIN überein, wenngleich deren Annahme des „unspezifischen Gemütsreizes" bei FREUD (1930) zur Triebdynamik ausgebaut ist. Mit der Klassifikation der epileptischen Anfälle DOSTOJEWSKIS als Symptom einer Neurose, als „Hysteroepilepsie, d.h. schwere Hysterie" schließt FREUD ausdrücklich an die klassische Interpretation an, die CHARCOT gegeben hat. Seine Anerkennung einer organischen Epilepsie neben einer affektiven (wer die eine hat, ist ein Gehirnkranker, wer die andere hat, ein Neurotiker) zeigt klar, daß auch für ihn die Affektepilepsie das ehemalige Feld der Hysteroepilepsie ausfüllt. FREUD hat sich in einem Brief an STEFAN ZWEIG vom 19. Oktober 1920 insofern deutlicher deklariert, als er die Epilepsie darin als eine organische Hirnaffektion außerhalb der seelischen Konstitution bestimmt, die mit Ausgang in Demenz verbunden ist. Die Hysterie, aus der seelischen Konstitution stammend, gleichzeitig als Anzeichen eines ungelösten und besonderen Konflikts, sei bestimmend für die Interpretation DOSTOJEWSKIS. Mit dieser Darstellung wird klar, daß FREUD *epileptische Anfälle als Symptom der Hysterie* anerkennt und damit über eine allgemeine psychische Genese hinaus sogar eine spezifisch hysterische Grundstruktur für die Entstehung epileptischer Anfälle für gegeben hält.

E. KRETSCHMER hat nur an einer Stelle (1963) explizit zu jener Frage Stellung bezogen. Zunächst: Für ihn noch gilt die Epilepsie als psychische Erbkrankheit. Ihr Verhältnis zur Hysterie besteht jedoch nicht mehr im differentialdiagnostischen Entweder-Oder, sondern gilt wie sonst für ihn im Verhältnis endogener und psychogener Krankheitsbilder in einem „Übereinander" konstitutioneller und charakterologischer Elemente. Diese *Schicht*diagnostik, aufgebaut auf der hierarchisch gedachten Ordnung des Zentralorgans, löste die *Misch*diagnose ab mit der Forderung einer multifaktoriellen Genese des jeweiligen Krankheitsbildes. Ausgehend vom hysterischen Anfall als einer psychogenen, entwicklungsgeschichtlich vorgebildeten Reaktionsweise des triebhaften seelischen Untergrundes, die sich biologisch vorgebildeter Mechanismen bedient, stellt er dar: Der hysterische Anfall variiere sich motorisch von den höheren seelischen Ausdrucksbewegungen bis zu elementar regelmäßiger Reizentladung; von der Affektpantomime bis zur Affektepilepsie.

Jene Affektepilepsie E. KRETSCHMERS ist aber nicht sicher zu fassen. Vorstehende Definition ließe ihre Interpretation als epileptische Anfälle zu. Seine weitere Beschreibung: Rhythmische Krampf- und Zitterbewegungen, explosiv motorische Krisen, allerdings auch sie aus Affektspannung entsprungen und mit Einsprengungen höherer Affektausdrucksbewegungen untermischt, erweckt wegen letzterer Bemerkung Bedenken. Unter den Primitivreaktionen stellen für ihn die hysterischen Anfälle beim Gesunden den einen Pol, die affektepileptischen Anfälle den anderen dar, wobei die *Affektepilepsie bzw. Entartungshysterie* bei Infantilen, Entwicklungsgehemmten, Cerebralgeschädigten und Psychopathen auftrete. So sehr die letztere Definition an die alte Affektepilepsie erinnert, ist nirgends bei KRETSCHMER vermerkt, daß er dabei tatsächlich epileptische Anfälle im Auge hat. Eine Parallele zur Affektepilepsie im Sinne von epileptischen Anfällen bei Nichtepileptikern ist nicht zu ziehen. Seine Beschreibung wird am ehesten von HIRSCHMANN (1959) geklärt, der in bezug auf KRETSCHMER unter den Erscheinungsformen hypobulischer Reaktionen im Sinne des

Bewegungssturmes auch psychogene Tobsuchtsanfälle aufzählt. Sie hätten wegen der dabei manchmal auftretenden rhythmischen Zuckungen eine Ähnlichkeit — nicht Identität! — mit dem epileptischen Anfall. Hirschmann interpretiert Kretschmer so, daß diese Ähnlichkeit Anlaß war zur Bezeichnung Affektepilepsie. Die Entwicklung von der ehemaligen Bezeichnung affizierter, dann affektiver, dann psychogener epileptischer Anfälle zu einer Sonderform hysterischer Anfälle bei retardierten Persönlichkeiten weist die Schwierigkeit auf, die auch heute mit der Bezeichnung Affektepilepsie nur benannt sind.

In diesem Zusammenhang ist an eine Diskussion zwischen Bumke und V. von Weizsäcker (1926) anläßlich der 15. Jahresversammlung der Deutschen Nervenärzte zu erinnern. v· Weizsäcker hatte damals erstmals die Frage der psychotherapeutischen Möglichkeiten bei der Epilepsie, insbesondere bei der sog. Affektepilepsie aufgeworfen. Das Thema der Affektepilepsie erweist sich — nachträglich gesehen — nur insofern als fruchtbar, weil es die psychoorganische Polarität für den Bereich der Epilepsie offen gehalten hat.

Diskussion

Ein Rückblick auf die dargestellte Entwicklung zeigt, daß die Kombination hysterischer und epileptischer Anfälle auch außerhalb der sog. genuinen Epilepsie beobachtet und nicht bestritten wurde. Die Koexistenz der heterogenen Anfälle geriet jedoch aus dem Blick, einmal wegen ihrer schwierigen Differentialdiagnose, zum anderen wegen der in den Vordergrund tretenden pathogenetischen Fragestellungen für den Bereich der Epilepsie selbst.

Neuere klinische Verlaufsuntersuchungen bei chronischen Epilepsien geben nun die Möglichkeit, in jenen heterogenen Beobachtungen und Benennungen „zwischen Hysterie und Epilepsie" bis heute eine verbindende Linie zu sehen:

Aus der unüberschaubaren Vielzahl epileptischer Reaktionsformen ließen sich biologisch zusammengehörige Gruppen herausgreifen und zu Verlaufstypen ordnen. Dabei ergibt sich für die *Aufwachepilepsie* (Janz, 1953) im Vergleich eine überaus nahe Verwandtschaft zunächst mit der Affektepilepsie, soweit darunter chronische epileptische Anfälle verstanden wurden. Nach der im Vorhergehenden dargestellten Entwicklung hatte letztere zweifellos die Nachfolge der alten Hysteroepilepsie à crises combinèes angetreten. Diese läßt sich also über wechselhafte Benennungen bis heute weiter verfolgen. Die Zwischenglieder sind: Die affektepileptischen Anfälle bei Psychopathen (Bratz, 1911), soweit sie epileptische Anfälle hatten, wie auch die Affektepilepsie mit affizierten, bzw. affektiven, funktionellen, reaktiven oder psychogenen epileptischen Anfällen, die „epileptischen Schwindler", die Hysteriker mit epileptischen Anfällen und ähnliches mehr. Die verbindenden Merkmale sind: Die vorwiegend affizierte, reaktive, provozierte Anfallsauslösung, die psychopathische bzw. neurotische Persönlichkeitsstruktur und die Entwicklung der Kranken, die zudem keine sogenannte typische epileptische Wesensänderung bekommen und deren Anfällen gewöhnlich keine Aura vorangeht.

Unsere noch darzustellende Beobachtung hysterischer Anfälle bei diesen Aufwachepileptikern ergibt eine noch nähere Verwandtschaft, die auch das von Sinogowitz, Bratz und Charcot festgehaltene Wechseln des Anfallsbildes erklären kann. Die hysteroepileptischen Anfälle glichen einmal mehr den epileptischen, einmal mehr den hysterischen. Die Psychopathen, die Bratz darstellte, boten wechselnde Anfallsbilder, u.a. sowohl hysterische als auch epileptische. Hysterische Anfälle bei Aufwachepileptikern entsprechen außerdem genau KRAEPELINs Beobachtung von epileptischen Anfällen bei Hysterikern, die außerdem auch hysterische Anfälle hatten. Es bedarf nur einer nosologischen Grenzverschiebung, um die gleichen Beobachtungen als hysterische Anfälle bei Aufwachepilepsie zu interpretieren (RABE, 1966).

Ein weiteres Ergebnis genannter Verlaufsuntersuchungen war die neuerliche Bestätigung der Unhaltbarkeit jener alten Krankheitseinheit Epilepsie. Sie stellte sich gewissermaßen als Kunstprodukt der früheren Erfahrungsmöglichkeiten mit chronischen Epileptikern in den Psychiatrischen Anstalten heraus — als entdifferenzierter Endzustand aller vorher distinkten Epilepsieverlaufsformen (GÄNSHIRT, 1960; RABE, 1961; JANZ, 1963). Die bislang einzige ausführliche Kasuistik über Epilepsie und Hysterie von BRATZ kann aus diesem Grund in ihrer Intention nur noch historisches Interesse beanspruchen, abgesehen von seinen Einzelbeobachtungen, die wir zweifellos auch heute noch zu sehen bekommen.

3. Hysteroepilepsie und psychomotorische Epilepsie

Die Kombination hysterischer und psychomotorischer Anfälle ist in der Literatur beschrieben (als hysterische Anfälle neben minor attacks von GOWERS 1881 oder neben epileptischem Schwindel von BRATZ 1904). Sie ist aber nicht eigens Thema geworden.

Wir könnten unseren Rückblick hier abschließen, wenn nicht die Hysteroepilepsie heute nahezu ausschließlich mit den psychomotorischen Anfällen in Beziehung gebracht bzw. sogar mit ihnen identifiziert würde. Im Vorangehenden hatten wir die entsprechenden Auffassungen schon kritisch vermerkt. Hier läßt sich zusammenfassen, daß in jenen nachträglichen Uminterpretationen nicht einmal Stellung genommen wird, auf welche der heterogenen Formen bzw. Auffassungen von Hysteroepilepsie Bezug genommen wurde. Es ist aber zu unterstellen, daß die vermeintliche Identität nur durch die schwierige Unterscheidung hysterischer und psychomotorischer Anfallsbilder bedingt ist. Damit wird allein die seit der Jahrhundertwende bekannte Schwierigkeit der differentialdiagnostischen Unterscheidung bestätigt, die bis zur Ablehnung des Terminus Hysteroepilepsie als eines unpassenden Wärterausdrucks geführt hat. Es ist zweifellos berechtigt und naheliegend, wenn GASTAUT (1954) und SCHULTE (1964) u.a. in Anerkennung der Kombination beider Anfallsarten ausdrücklich jene schwierige Differentialdiagnose hervorheben und — wie schon GOWERS — vor solchen Fehldiagnosen warnen.

Das Thema der Hysteroepilepsie ohne Berücksichtigung der psychomotorischen Anfälle wäre aber nur unvollständig abgehandelt. Im Unterschied zur bislang dargestellten Entwicklung spielten sie keine wesentliche Rolle in den mannigfaltigen nosologisch diagnostischen Überlegungen, auch nicht in den damit verbundenen Fragen der Persönlichkeits- oder Wesensänderung, der Anfallsauslösung u.ä. Diese Tatsache findet ihre einfache Begründung darin, daß die seit FOERSTER (1926) sog. psychomotorischen Anfälle auch unter ihren früheren Bezeichnungen als epileptischem Schwindel, als Epilepsia minor, procursiva, rotatoria usw. immer innerhalb des Epilepsieterrains ihren Platz hatten, bzw. als epileptische Anfälle galten. Die für sie typische Aura und die bekannte Neigung der Kranken zur Entwicklung einer sog. epileptischen Wesensänderung waren für jene Einordnung entscheidend.

Im Unterschied zur gesamten bislang dargestellten Entwicklung hatte sich aus dem heterogenen Bild der psychomotorischen Anfälle eine prinzipiell andere Fragestellung ergeben, die man als den Versuch einer Strukturgliederung dieses epileptischen Anfallsbildes bezeichnen kann. Das eigentümliche und zusammengesetzte klinische Bild hatte schon GOWERS veranlaßt, die Struktur der epileptischen minor attacks auf sog. hysterische Mechanismen hin zu interpretieren. Die mehr oder weniger koordinierte Art der krampfartigen Bewegungen nach dem kleinen Anfall riefen den Eindruck willentlicher Zweckmäßigkeit hervor. Jener postepileptische Dämmerzustand, aber auch die anderen konstituierenden Einzelphasen, die Aura und die motorischen Automatismen der psychomotorischen Anfälle sind im weiteren je für sich auch als hysterische Mechanismen angesprochen bzw. später als biologisch präformierte Enthemmungs- oder Primitivreaktionen dargestellt worden. Für unser Thema lassen sich aus diesen Bemühungen drei wesentliche Gesichtspunkte herausstellen: Alle Untersuchungen über Aura, motorischen Automatismus und nachfolgenden Dämmerzustand mußten das Bestehen einer Grenze der Diagnostik — wenn auch nur in Einzelfällen — dann anerkennen, wenn sie sich mit ähnlichen oder gleichartigen Phänomenen des hysterischen Anfalls auseinandersetzten (u.a. WEBER u. JUNG, 1940). Von diesem diagnostischen Problem her und geleitet vom biologischen Modell zugrundeliegender phylogenetisch präformierter Primitivmechanismen oder Funktionsweisen mußten für einen mehr oder minder weitgehenden Bereich Ähnlichkeiten im Mechanismus beider Anfallsformen angenommen werden. Die klinischen Erscheinungsformen wurden in Abhängigkeit gesehen von der Tiefe (Schicht), in die der einzelne Krankheitsanfall „in das Getriebe des seelischen Aufbaues" eingreife (KRAEPELIN). Damit ergab sich zum Dritten ein lokalisatorischer Aspekt. Als Beispiel ist der Versuch zu nennen, eine striaere, extrapyramidale, subcorticale oder Hirnstamm-Epilepsie zu begründen, lokalisatorisch festzulegen und auch nosologisch abzugrenzen (zusammenfassende Darstellungen bei JACOB, 1923; ZINGERLE, 1936; STERN, 1952).

Als Ausgangspunkt dienten die zunächst keineswegs epileptischen, sondern anfallsweise akzentuierten Symptome bei extrapyramidalen Erkankungen. Mit der Ausweitung der „extrapyramidalen Anfälle" auch auf solche, die ohne eine chronische extrapyramidale Erkrankung auftraten und die wir nach den Beschreibungen von ZINGERLE und STERN sowohl als hysterische wie auch als psychomotorische deuten können, ergibt sich eine weitgehende Wiederholung des Themas der Hysteroepilepsie unter lokalisierendem Aspekt. Die damaligen Bemühungen um Anfallsdiagnostik, nosologische Zuordnung oder Abtrennung für den Epilepsiebereich kamen deshalb auch zu den gleichen problematischen Ergebnissen, die sowohl „fließende Übergänge zum epileptischen Grand Mal" wie auch ein „Alternieren beider" oder einen „Übergang im Krankheitsverlauf" anerkennen mußten. Aber auch für den epileptischen Anfall ließen sich (wie früher „hysterische") jetzt extrapyramidal genannte Phasen erkennen. Ihr Unterschied wurde allein als Ausdruck der funktionellen Verschiedenheit der betroffenen Hirnteile aufgefaßt. Pathogenetisch ließ sich die Hirnstamm-Epilepsie analog der Konzeption von KRAEPELIN als phylogenetisch alter Schutzmechanismus verstehen. Das Auftreten von Bewegungsstörung und Totstellreaktion mit onto-phylogenetisch alten Abwehrmechanismen wurde ganz im Sinne der Auffassung von KRETSCHMER (1944) über die hysterische Reaktion als einer „biologischen Radikale" her interpretiert. Auch hielt es STERN (1952) wegen jener „hysteroiden" Züge für wahrscheinlich, daß die Enthemmung primitiver Mechanismen nicht nur durch organische, sondern auch durch psychische Einwirkung erfolge — eine Definition, die sich mit den früheren Deutungen der Entstehung epileptischer wie auch hysterischer Anfälle im Rahmen der Hystero- oder Affektepilepsie durchaus deckt.

Die weitere Forschung hat unser Wissen um biologische Bedingungen und Regeln beim psychomotorischen Anfall erweitert, aber keine Beziehung zu hysterischen Anfällen mehr hergestellt. Gestützt auf die reizphysiologischen Untersuchungen von W. R. HESS, in Anlehnung an KRETSCHMERs Interpretation der motorischen Schablone (1952) und unter Verwertung der Analogien aus der Verhaltensforschung dienten Symptome des psychomotorischen Anfalls als Exempel für die Darstellung der Funktionsweise des archicorticalen Systems (BENTE u. KLUGE, 1953; STUTTE, 1963).

Mit der heute auf das limbische System ausgerichtete Forschung wird dessen Funktionsstruktur für die Entstehung psychomotorischer Anfälle allerdings offensichtlich gleichermaßen anerkannt wie für die von Affektentgleisungen, Persönlichkeitsänderungen und für sexuelles und soziales Verhalten (s.a. GASTAUT, 1957).

Auch heute stehen die psychomotorischen Anfälle innerhalb des Epilepsiebereiches. Eine Nähe zum hysterischen Anfall ist — wie je — aus der Schwierigkeit der Anfallsunterscheidung gegeben. Erst in neuerer Zeit — gebunden an die Auflösung der alten Krankheitseinheit Epilepsie — erweiterte sich jene differentialdiagnostische Problematik über die Anfälle hinaus auch auf den Bereich der Persönlichkeitsveränderungen. Es werden psychische Störungen bei diesen Kranken mitgeteilt, die als Hysterie, Neurose oder Psychopathie diagnostiziert werden. Sie bestehen intervallär, kommen aber verstärkt nach dem Sistieren der Anfälle zum Ausdruck (RODIN u.a., 1955; GIBBS u. STAMPS, 1958; LANDOLT, 1960). NIEDERMEYER postulierte 1955 geradezu eine gesonderte Verlaufsform psychomotorischer Epilepsie, bei der sich eine neurotische Überlagerung zuselle, die somit oft als Hysterie verkannt werde.

Hysterische Wesensart und Reaktion werden weiterhin bei Patienten beschrieben, deren Hirnstrombild temporale steile Wellen wie bei psychomotorischer Epilepsie zeigt (KUHN, 1955; WISSFELD u. KAINDL, 1961; BLANC, 1962).

Andererseits wird auch heute die Häufigkeit gerade einer typischen epileptischen Wesensänderung bei diesen Kranken übereinstimmend in der Literatur betont.

Vor kurzem hat außerdem LEMPP (1964) eine sowohl organische wie auch psychische Entstehung psychomotorischer Anfälle vermutet und in dem Sinne interpretiert, daß die organisch präformierte Reaktionsform als eine Art motorischer Schablone sowohl organisch wie psychisch ausgelöst werden könne.

Für den Spezialfall der psychomotorischen Anfälle war diese Entstehungsbedingung bislang nicht eigens hervorgehoben. Sie entspricht der allgemeinen Deutung psychogener Auslösbarkeit epileptischer Anfälle seit HOCHE, KRAEPELIN und FREUD.

Schon 1935 hat P. VOGEL dargelegt, wie neben den affektepileptischen Anfällen auch die psychomotorischen als Exempel gegen eine starre pathogenetische Grenzziehung zwischen hysterischen und epileptischen Anfällen dienten, wobei diese Grenzziehung für die epileptischen geradezu die Unmöglichkeit einer Psychogenese fordere. Die psychomotorischen Anfälle, die in ihrem Ablauf und in ihrer Form den Ausdrucksbewegungen, den Affektregungen oder den Fehlhandlungen durchaus gleichen, legten nach VOGEL den Versuch einer psychologischen Deutung immer wieder nahe. Wesentlich ist dabei VOGELs Intention, mit der es ihm nicht um eine Befürwortung der Psychogenese auch psychomotorischer Anfälle geht, sondern um die Darstellung einer Beziehung der Symptome zu psychophysischen Krisen des Kranken. VOGEL nahm dabei

2*

ausdrücklich Bezug auf das für die Krankheitseinteilung und -auffassung so beunruhigende Problem der Hysteroepilepsie, dem „durch solche Scheidungen nicht bei-
zukommen ist und wenn man noch so sauber versucht, Seelisches und Körperliches
auseinander zu legen". In dieser Sicht erscheint das gesamte Thema der Hysteroepilepsie im weitesten Sinne — dargestellt an den psychomotorischen Anfällen — als ein
Exempel zur Überwindung des pathogenetischen Streites um Organo- oder Psychogenese der Epilepsie.

Diskussion

Im Unterschied zur bislang dargestellten Entwicklung des Hysteroepilepsie-Be-
griffs galten die psychomotorischen Anfälle immer als epileptische: sowohl anfalls-
diagnostisch wie auch von ihrer nosologischen Einstufung her. Die Kombination mit
hysterischen Anfällen, die längst bekannt ist, blieb deshalb ohne Interesse, abgesehen
von differentialdiagnostischen Erörterungen des Anfallsbildes. Jene Unterscheidung
ist heute als eine der schwierigsten Differentialdiagnosen überhaupt neu entdeckt worden und führte — wo dies nicht gesehen — zu einer mißverstandenen Identifizierung
mit den hysteroepileptischen Anfällen, ja sogar mit der gesamten „Hysteroepilepsie"
der älteren Literatur. Die Ausdrucksähnlichkeit mit hysterischen Anfällen hatte zur
Annahme beiden Anfallsformen gemeinsamer biologischer Mechanismen und gemeinsamer cerebraler Strukturen geführt.

Der gleiche Ausgangspunkt der Symptomähnlichkeit hatte andererseits zur Kritik
einer strengen pathogenetischen Trennung der Organo- oder Psychogenese für den Bereich der Epilepsie herausgefordert.

Die uns hier interessierende Kombination mit hysterischen Anfällen ist in der Literatur nicht eigens zum Thema geworden. Allein die heutige These einer rückwirkend
vollzogenen Identifizierung von psychomotorischen Anfällen mit den hysteroepileptischen nötigte zur Darstellung der bereits zu GOWERS' Zeiten bekannten und aner-
kannten Koexistenz beider Anfallsformen.

III. Die heutige diagnostische Situation

Zu einer auch vom Praktischen her gegebenen Begründung unseres Themas bedarf es einiger kritisch-diagnostischer Bemerkungen.

Wir können heute von der Tatsache ausgehen, daß hysterische Anfälle häufig als epileptische verkannt und dementsprechend behandelt werden, besonders dann, wenn beide Anfallsarten beim gleichen Patienten vorkommen. In letzteren Fällen kann sogar ein selbst beobachteter und richtig als hysterisch diagnostizierter Anfall vom gleichen Beobachter rückwirkend in einen epileptischen umgedeutet werden. Es genügt dazu das Auftreten eines späteren epileptischen Anfalls oder gar nur ein abnormes Hirnstrombild.

Solche Erfahrungen weisen auf eine erhebliche diagnostische Unsicherheit hin, auf die wir eingehen müssen.

Unsere aufdringlichsten einschlägigen Beobachtungen betreffen Patienten mit nur hysterischen Anfällen, die auch über Monate häufig, z.T. täglich auftraten, und solche, die wegen einer plötzlichen Häufung dann unter der Diagnose eines Grand Mal-Status in die Klinik eingewiesen wurden. Der Einwand, daß etwa der einweisende Arzt in diesen Fällen die klinische Aufnahme mit einer lebensbedrohlichen Diagnose veranlassen wollte, ist zu berücksichtigen. Von einzelnen Ausnahmen abgesehen waren diese Patienten jedoch antiepileptisch vorbehandelt, besonders während des „Status“. Sie wurden uns gerade wegen dessen medikamentöser Unbeeinflußbarkeit z.T. aus Kliniken überwiesen.

Dabei haben wir keine diagnostisch-problematischen Fälle im Auge, sondern solche, bei denen das hysterische Anfallsbild durchaus typisch war, bei denen z.B. durch ein passives Aufsetzen des Kranken der „Status“ kupiert werden konnte und bei denen die Exploration den verantwortlichen Konflikt zutage förderte.

Wir führen diese Beobachtungen nicht etwa an, um diagnostische Irrtümer aufzuzählen, sondern um zu demonstrieren, daß die hysterischen Anfälle in den differentialdiagnostischen Überlegungen heute nur ungenügend berücksichtigt werden, selbst in der Fachklinik.

Die genannten Fehldeutungen haben die unerwünschte Konsequenz einer jahrelangen Verordnung antiepileptischer Medikamente, der Verstellung des Zugangs zum Konflikt und die Einwirkung der Epilepsiediagnose auf jeden Zweig des sozialen Bereichs der Betroffenen (Beruf, Eheschließung, Führerschein usw.).

Im Falle der Kombination beider Anfallsarten beim gleichen Kranken entfällt die Vermeidbarkeit jener Konsequenzen. Die nicht als solche erkannten hysterischen Anfälle sind dann aber der Anlaß zu immerwährender Änderung der Therapie oder unnützer Steigerungen der Dosis der Antiepileptica wegen einer vermeintlichen Therapieresistenz. Da die Therapieresistenz unter Umständen ein recht verläßliches Symptom symptomatischer Epilepsien ist, werden diese Kranken dann auch öfters ganz nutzlosen kontrastdiagnostischen Verfahren unterworfen.

Aus diesen Erfahrungen heraus kann nicht nachdrücklich genug eine Aufwertung der deskriptiv-phänomenologischen Differentialdiagnose zwischen hysterischen und epileptischen Anfällen gefordert werden, zumal diese Unterscheidung infolge des Verlaufs der Hysterie-Epilepsie-Diskussion scheinbar an Bedeutung verloren hatte.

Während die in der älteren Literatur diskutierte nosologische Abgrenzung von Epilepsie und Hysterie weitgehend unabhängig wurde von der Art des Einzelfalls und gerade aus dem Fehlen sicherer diagnostischer Anfallsmerkmale diesen Standpunkt beziehen mußte, ist für uns heute Anfalls- und Krankheitsdiagnose bei „der" Epilepsie identisch. In diesem Zusammenhang werden nur quantitative Fragen aufgeworfen: Ob bereits ein epileptischer Anfall oder erst dessen Wiederholung, oder gar nur das subklinische EEG-Korrelat zur Diagnose Epilepsie berechtigen.

Dieser nosologisch-diagnostischen Vereinfachung müßte eine erhebliche Aufwertung der Differentialdiagnose des Einzelanfalls entsprechen. Dies ist jedoch nicht der Fall.

In der früheren Literatur waren alle Versuche gescheitert, sichere Kriterien zu entdecken, die nur dem einen oder dem anderen Anfallstyp zugehörig eine klare diagnostische Entscheidung ermöglichen konnten. Der damals offenstehende Rückgriff auf die Verlaufsdiagnose, insbesondere auf die Entwicklung einer epileptischen Wesensänderung oder Demenz, ist heute sowohl durch die Erweiterung des Epilepsieterrains als auch durch die Auswirkung medikamentöser Behandlung weitgehend eingeschränkt.

Persönlichkeitsveränderungen, Konstitution, „Charakter", situative Auslösung der Anfälle, ihre Periodizität u.a. können heute nur als wichtige und vielleicht im Einzelfall einmal entscheidende diagnostische Accessoirs dienen. Kritisch besehen haben sie aber nur Geltung zur Abgrenzung verschiedener Epilepsieformen untereinander. Zur diagnostischen Unterscheidung gegen hysterische Anfälle sind sie äußerst unzuverlässig, wenn nicht gar unbrauchbar. Bei der Kombination beider Anfallsarten gewinnt die Unterscheidung aus dem klinischen Erscheinungsbild noch erheblichere Bedeutung.

Die klinische Anfallsbeschreibung ist im Vergleich zu den Darstellungen in der älteren Literatur nur durch bessere Kenntnis der intraterritorialen Differentialdiagnose der Epilepsieformen, besonders der Petit Mal und der psychomotorischen Anfälle, erweitert worden. Gegenüber den dabei ausgebildeten, geradezu minutiösen Unterscheidungen von Anfallsbildern ist die phänomenologische Differentialdiagnose gegenüber den hysterischen Anfällen völlig vernachlässigt.

Damit allein ist allerdings noch nicht ausreichend erklärt, weshalb heute sogar klassische hysterische Anfälle überwiegend als epileptische diagnostiziert werden. Über diese auffällige Tatsache berichteten auch PETERSON, SUMNER u. JONES (1950) sowie LISKE u. FORSTER (1964). Nach unseren Beobachtungen ist die Formulierung von PETERSON durchaus zutreffend, daß „die Grand Hysterie heute in der Epilepsiediagnose verschwunden ist". Das Zurücktreten der hysterischen Anfälle im differentialdiagnostischen Bewußtsein ist zweifellos auch die Folge von Publikationen, in denen ein Seltenerwerden bzw. Verschwinden von grob hysterischen Symptombildungen — insbesondere der klassischen Anfälle — beschrieben wird. So stellte v. BAEYER (1948) einen Symptomwandel der hysterischen Symptomatik von der primitiven Darbietungsform zur Intimform dar. Die Geltung dieser Beobachtungen hat DE BOOR (1965) kürzlich bestätigt. Schon 1937 vermutete FRISCH, eine Differentialdiagnose zu epileptischen Anfällen sei wegen der Seltenheit der hysterischen inaktuell.

Abgesehen von der problematischen Diagnostik des Anfallsbildes ist eine zusätzliche Unsicherheit mit der Relativierung der pathogenetischen Bedingungen entstanden. Die Anfallsentstehung kann nicht mehr als sicheres Diagnostikum gelten, seit eine reaktive bzw. psychische Auslösung epileptischer Anfälle bekannt ist (siehe die Darstellung der Hysterie-, Affekt-, Reaktiv- und Aufwachepilepsie) und seit FREUD annahm, die epileptischen Anfälle stellten sich auch der Neurose zur Verfügung.

Zur Diagnose des hysterischen Anfalls wird heute der Nachweis des zugrunde liegenden, speziellen seelischen Konfliktes gefordert. Für den praktisch-diagnostischen Alltag sind wir jedoch von dieser Forderung noch weit entfernt. Die immer wieder anzutreffende eigentümliche Reserve gegenüber der Diagnose hysterischer Anfälle erweist sich meist als das Resultat einer ärztlichen Einstellung, für die „Hysterie" nur als „Anstellerei" gilt oder aber als Äußerungsform einer „schweren Psychopathie". Springen solche Motivationen oder verhaltensmäßige Auffälligkeiten dann nicht gerade ins Auge, so wird die Deutung der klinischen Symptomatik als einer hysterischen weithin nicht erkannt oder abgelehnt.

Zur Problematik der Kombination mit epileptischen Anfällen beim gleichen Kranken ist der Literatur nur der bislang mißlungene Versuch zu entnehmen, eine zugrunde liegende Konfliktsituation für die hysterischen Anfälle darzulegen. Die Bemühungen scheiterten an der veränderten Persönlichkeit dieser Kranken, oder an ihrer „Unfähigkeit", zwischen den differenten Anfällen zu unterscheiden.

Für die klinisch-phänomenologische Diagnose gilt dazu noch heute die Resignation von HOCHE, die KEHRER 20 Jahre später trotz der vielfältigen Erfahrungen im 1. Weltkrieg bestätigte: Es gibt kein Einzelmerkmal, dessen Vorkommen die Unterscheidung beider Anfallsarten mit Sicherheit treffen ließe. Nach jahrzehntelanger Pause, in der jene Schwierigkeit übergangen wurde, wird jetzt erst wieder darauf hingewiesen, daß jene Differentialdiagnose eine der schwierigsten überhaupt darstellt.

IV. Die Bedeutung des Hirnstrombildes
für die Anfallsdiagnostik

Aus dem Dargestellten wird verständlich, daß der elektroencephalographischen Untersuchungsmethode eine entscheidende diagnostische Wertigkeit zugemessen wird. Gegenüber den klinischen Schwierigkeiten der Anfallsunterscheidung, besonders seit der Erkenntnis, daß alle Bemühungen um ein sicher differenzierendes Einzelsymptom versagt hatten, versprach das Vorkommen charakteristischer Potentialformen während epileptischer Anfälle bzw. ihr Fehlen während anderer (besonders hysterischer) jenes Dilemma zu lösen. Die Elektroencephalographie führte somit auch für den Grenzbereich der früheren Epilepsie zu einer diagnostischen Neuorientierung.

Die Methode bewies ihre Leistungsfähigkeit mit der Klärung der diagnostisch-nosologischen Streitigkeiten um die Pyknolepsie und die Narkolepsie. Für die Anfallsdiagnostik hat sich die Elektroencephalographie seither zu einer bewährten und obligaten Untersuchung entwickelt. Ihre Grenzen sind allgemein dahingehend anerkannt, daß sie als Hilfsmethode der Bestätigung oder der Korrektur klinischer Befunde dienen kann, aber allein keine Diagnosenstellung erlaubt.

Für den Bereich der Epilepsie werden diese Grenzen im Praktischen oft überschritten, mit der Folge, daß der EEG-Befund häufig genug die Bemühungen um eine klinische Diagnostik mehr oder minder vollständig ersetzt.

Es ist deshalb notwendig, darauf hinzuweisen, daß dem Hirnstrombild nur im Falle der Ableitung eines klinischen Anfalls eine diagnostisch *beweisende* Bedeutung zukommt, die aber nicht einmal von der gleichzeitigen Beschreibung des abgeleiteten Anfalles entbindet.

Die Erfahrung, daß sog. „Krampf“-potentiale, die einem epileptischen Anfall korrespondieren, auch im Anfallsintervall registriert werden können, schien eine diagnostische Einordnung der klinischen Anfälle auch ohne deren Beschreibung oder Beobachtung zu ermöglichen. Mit dieser Identifizierung von klinischer Symptomatik und intervallär registrierten „Krampf“-potentialen ist die diagnostische Rolle des Intervall-EEG jedoch zweifellos überbewertet worden.

In jüngster Zeit erst mehren sich Stimmen, die diese Rolle relativieren — aus der Erfahrung, daß sich auch andere Anfälle mit epileptischen kombinieren können (DELL u. LAIRY, 1960; LANDOLT, 1960; MATTHES, 1961; LISKE u. FORSTER, 1964; PAAL, 1965; RABE, 1966, 1967; PETERS, 1968).

Die Zuordnung intervallärer Krampfpotentiale zu *einer* klinischen Anfallssymptomatik ist damit nicht ohne weiteres gestattet. Diese Einschränkung erweist sich zunächst als notwendig für alle Fälle einer Anfallskombination, so auch für das Nebeneinander von epileptischen und hysterischen. Krampfpotentiale im Intervall können selbstverständlich immer nur zur Bestätigung der epileptischen Anfälle herangezogen werden. Mit einer allein auf den EEG-Befund ausgerichteten Diagnostik werden dann die begleitenden, andersartigen Anfälle übersehen oder gar trotz ihrer Beobachtung zu epileptischen umgedeutet. Mit der Anerkennung der Möglichkeit einer Kombination heterogener Anfallsarten geht die Diagnostik eindeutig wieder an die klinische Beobachtung zurück — abgesehen von den extrem seltenen Fällen, in denen es gelingt, beide Anfallsformen im EEG abzuleiten.

Bisher ist es daher üblich, daß bei einem Kranken mit chronischer Epilepsie und entsprechendem Intervall-EEG andersartige Anfälle übersehen werden. Es sei denn, man frage ausdrücklich danach oder beobachte sie zufällig selbst. Nach unserer Erfahrung berichten zudem weder die Kranken noch ihre Angehörigen spontan von einer Änderung des Anfallsbildes. Es genügt ihnen offensichtlich die allgemeine Bezeichnung „Anfall".

Wegen der Möglichkeit der Kombination heterogener Anfallsarten besteht bei einer allein auf EEG-Veränderungen gestützten Diagnostik immer die Gefahr klinischer Fehldiagnosen.

Die Problematik der Zuordnung von intervallären Krampfpotentialen zu klinischen Symptomen ist jedoch grundsätzlicher Natur. Sie wird heute unter den Themen der „latenten" bzw. „maskierten" Epilepsie ausgetragen. Für unser Thema stellt sich das Problem der Zuordnung intervallärer Krampfpotentiale zu klinischen Anfällen dementsprechend auch bei Kranken, die nie epileptische, sondern nur hysterische Anfälle hatten. Die Tendenz, selbst reine hysterische Anfälle nicht zu diagnostizieren, zeigt sich noch an einer weiteren Erfahrung, die allerdings den Boden kritischer EEG-Beurteilungen verläßt. Bei Kranken mit Anfällen in der Anamnese werden schon uncharakteristische Veränderungen im intervallären Hirnstrombild als Hinweis für eine Epilepsie verwertet bzw. sogar als Beweis aufgefaßt, wenn paroxysmale Gruppen registriert werden.

Die Beobachtungen von LISKE u. FORSTER (1964) sind geeignet, diese unsere Erfahrungen nicht nur als lokal begrenzte gelten zu lassen. An 9 Patienten mit nicht epileptischen Anfällen — von den Autoren Pseudoseizures genannt — wiesen sie auf deren häufige Fehldiagnose als epileptischer hin. 7 dieser Kranken waren antiepileptisch vorbehandelt. Anlaß der Fehldiagnose waren sowohl intervalläre Krampfpotentiale bei Verwandten eines Epileptikers, wie auch falsch gedeutete Bewegungsartefakte im Intervall- und Anfalls-EEG. Außerdem waren bereits klinisch Einzelanfälle wie auch „Status" als epileptisch fehldiagnostiziert.

Hier muß auch der Auffassung von SPUNDA (1958) widersprochen werden, der in Anlehnung an GANGLBERGER u. STROTZKA (1950) die Meinung vertreten hatte, eine Zuordnung des Einzelanfalls zum epileptischen Formenkreis sei „nur" dann mit genügender Wahrscheinlichkeit und Berechtigung gegeben, wenn ein abnormes Ruhe- oder Provokations-EEG, ein Ansprechen auf antikonvulsive Therapie und schließlich ein anfallsartiges Geschehen im weitesten Sinne des Wortes vorlägen. Derart weitgefaßte Kriterien sind ungeeignet, die Differentialdiagnose zwischen epileptischen und hysterischen Anfällen zu fördern.

Selbst das Vorkommen von Krampfpotentialen im intervallären Hirnstrombild erlaubt von sich her keine Diagnosenstellung, weil Krampfpotentiale nicht nur bei Gesunden (GIBBS 1943), sondern auch gerade bei Patienten mit verschiedenen nicht epileptischen, psychogenen bzw. hysterischen Anfällen beschrieben wurden: KESSLER (1952), BENASSI u. CENACCHI (1953), KRAPF (1957), DELL u. LAIRY (1960), COURJON, MIRIBEL u. FAVEL (1961), LISKE u. FORSTER (1964). Krampfpotentiale im Intervall-Hirnstrombild sind außerdem bei Reifungsstörungen und Neurosen beschrieben: Bei Nabelkoliken, Pavor nocturnus (u.a. LEMPP, 1965), Enuresis nocturna, cyclischem Erbrechen (MATTHES, 1958), bei Migräne (HEYCK, 1955) und BAROLIN (1966), sowie bei Stotterern (LUCHSINGER, 1959). Auch bei verhaltensgestörten Patienten können die Veränderungen im Hirnstrombild denen von Epileptikern ähneln, wenn Krampfpotentiale abgeleitet werden: HILL (1952), WISSFELD (1957), WISSFELD u. KAINDL (1961), ROGINA u. SERAFETINIDES (1962), BLANC (1962), DURST (1962), BETTSCHART (1964).

Gegenüber diesen kritischen Einschränkungen der Wertigkeit von intervallären EEG-Veränderungen für die Anfallsdiagnostik gilt das im Anfall abgeleitete Hirnstrombild für diagnostisch ausschlaggebend. Werden doch epileptische Anfälle von charakteristischen „Krampfpotentialen" begleitet, während hysterischen Anfällen keine Änderung im Kurvenablauf korrespondiert (JUNG, 1953; KUGLER, 1963).

Diese geläufige und in der Praxis bewährte, geradezu selbstverständliche Regel hat aber Ausnahmen.

Gar nicht selten sind während eines Jackson-Anfalls keinerlei Krampfpotentiale abzuleiten. JUNG (1953) und GASTAUT (1954) haben darauf hingewiesen. Jeder, der über ein größeres Beobachtungsgut verfügt, kann diese Tatsache bestätigen. Die wahrscheinlichste Erklärung ist eine Inadäquatheit unserer Ableitungstechnik, die eine streng lokalisierte fokale Entladung nicht erfaßt.

Auch psychomotorische Anfälle können elektrisch symptomlos verlaufen. „Electric silent seizures" (JASPER, 1951, 1954) sind auch von GASTAUT (1953), VON HEDENSTRÖM u. SCHORSCH (1958) sowie von MATTHES (1961) beobachtet worden. Nach der geläufigen Interpretation von JASPER sind dies Anfälle, bei denen die paroxysmale Entladung sich in tief corticalen oder subcorticalen Regionen abspielt, ohne die Rinde erreichen zu können, oder Anfälle, die zur Aktivierung eines postulierten spezifischen corticalen Unterdrückersystems führen. Es gelang JASPER durch gleichzeitige Ableitung mittels Tiefenelektroden, während dieser Anfälle Krampfaktivität nachzuweisen.

Wegen der grundsätzlichen Bedeutung, die jenen „electric silent seizures" zukommt, ist es zu bedauern, daß das klinische Anfallsbild während der EEG-Ableitungen von den Beobachtern nicht bzw. nur unvollständig geschildert wurde, so daß der Leser die gestellte Diagnose eines psychomotorischen Anfalls nicht nachvollziehen kann. Es wäre dies umso wünschenswerter, als aus einigen der genannten Arbeiten zwar deutlich hervorgeht, daß diese Anfälle bei chronischen Epileptikern beobachtet wurden — VON HEDENSTRÖMs beide Fälle hatten auch sonst klinisch psychomotorische Anfälle. Es wird aber leider nirgends die Möglichkeit diskutiert, daß es sich bei diesen Anfällen auch um hysterische gehandelt haben könnte. Anläßlich unserer Kasuistik kommen wir auf solche Beobachtungen noch zurück.

Die genannten diagnostischen Schwierigkeiten gelten hauptsächlich für den Einzelanfall, der manchmal ungeklärt bleiben muß. Seltener wird aus den gleichen Gründen eine chronische Anfallskrankheit auch über Jahre unklar bleiben (siehe Kasuistik, Fall 26 u. 27). Eine Anfallskombination wird aus den gleichen Gründen zumeist übersehen werden.

Noch auf eine weitere Folge diagnostisch-nosologischer Neuorientierung sei aufmerksam gemacht: Während früher hysterische Anfälle bei Epilepsie nur im Bereich der sog. genuinen Form ein Interesse fanden, das sich zudem fast ausschließlich auf Kranke mit epileptischen Grand Mal beschränkte, stellt sich heute heraus, daß bei allen Epilepsieformen der verschiedensten Ätiologie und Biologie mit hysterischen Anfällen gerechnet werden muß.

Als zusätzliche anfallsdiagnostische Möglichkeit sind chemische, biologische und psychologische Provokationsmethoden bekannt: Cardiazol, Aneuxol, Tonephin, Schlafentzug, Hypnose, um die gebräuchlichsten zu nennen. Auch die postparoxysmale hypnotische Aufhellung der Anfallsamnesie und die probatorische antiepileptische Therapie (ex iuvantibus) sind als ergänzende Kriterien genannt. Die letzteren sind zur Abgrenzung von hysterischen Anfällen beschrieben worden.

Ihr differentialdiagnostischer Wert ist unsicher und theoretisch nicht zu begründen: Auch bei „Hysterien" ist die „Krampfschwelle" gegen Metrazol vermindert (GASTAUT, 1950); hypnotische Anfallsauslösung gelingt auch bei epileptischen Anfällen (PASQUARELLI u. BELLAK), ebenso wie die nachträgliche Amnesieaufhellung (RUFFIN, 1929). Die Wirksamkeit antiepileptischer Medikation bei nicht epileptischen Anfällen ist hinreichend bekannt. MATTHES hat sich 1958 dazu kritisch mit der Literatur auseinandergesetzt.

Hysterische und epileptische Anfälle zu differenzieren, bleibt damit entscheidend an die klinische Beobachtung gebunden. Diese wird unterstützt von selten ableitbaren, unprovozierten Anfalls-EEGs. Unprovoziert deshalb, weil bei allen Provokationsmethoden mit dem Ziel der Differentialdiagnose allein die „epileptische Seite" zu realisieren ist. Eine begleitende andere Anfallsform wird damit umso sicherer vernachlässigt. Diese Gefahr ist bei der Kombination mit hysterischen Anfällen am größten, weil hier schon die klinisch-phänomenologische Beurteilung auf Grenzen stößt. Ein sicheres, diagnostisch entscheidendes Einzelmerkmal kennen wir auch heute noch nicht.

V. Die Problemstellung in heutiger Sicht

Ausgangspunkt war die Beschreibung hysterischer und epileptischer Anfälle beim selben Kranken unter einem therapeutisch-prognostischen Aspekt. Wir stellten dar, wie sich mit den späteren Bemühungen um eine nosologische Systematik dann eine Fülle von Beobachtungen sammelte, die der Forderung von klar umgrenzten Krankheitseinheiten entgegenstanden. Das Fehlen diagnostisch eindeutiger Anfallsmerkmale, die mannigfaltigen „hysterischen" Bedingungen und Mechanismen im epileptischen Anfall und der sog. hysterische Charakter mancher Kranker mit epileptischen Anfällen forderten Untergruppen, Übergangs- und Zwischenformen oder die Etablierung immer neuer „Krankheiten".

Die ursprüngliche Fragestellung, die durch die Anfallskoexistenz aufgeworfen war, geriet ohne befriedigende Beantwortung zunehmend aus dem Blick, indem die Diskussion über nosologische Klassifikationen letztlich in ein ätiologisch-pathogenetisches Problem der Epilepsie selbst ausmündete.

Hystero-, Affekt-, Reaktiv-, Hirnstamm- bzw. extrapyramidale und psychomotorische Epilepsie sind die in jener problematischen Thematik zur Terminologie geronnenen Schnittpunkte. Ihre Erstarrung zu umschriebenen Diagnosen hat die ihrer Formulierung zugrunde liegende Fragestellung jeweils gehemmt.

Mit der im weiteren vollzogenen Reduktion des Hysterie-, Epilepsie-Problems auf die hysterische und epileptische Reaktion und auf die Alternative des epileptischen Anfalls als einer organischen, des hysterischen Anfalls als einer psychogenen Symptombildung war eine Kluft aufgetan, die ihre Koexistenz beim gleichen Kranken nur noch als zufälliges Nebeneinander erscheinen ließ. Das vielfältige Bemühen um Aufklärung ihrer gegenseitigen Bedingtheit war damit auf diesem Wege gescheitert. Der erneute Versuch trifft heute auf einen Widerstand: Wie kann es Verbindendes unter Symptomen so gegensätzlicher Genese geben?

Andererseits führten auch die Bemühungen, den psycho-organischen Gegensatz durch Verabsolutierung einer Entstehungsweise aufzuheben, nicht zu Lösungen, sondern eher zur Verhärtung der je konträren Anschauung. Es war gleichermaßen mißlungen, die Psychogenese der Epilepsie, wie auch eine Organogenese der Hysterie darzutun. Jene einseitig identifizierenden Theorien boten zudem gerade keinen Ansatz für die Interpretation der gegenseitigen Beziehungen in der Anfallskombination. So nimmt es nicht Wunder, wenn der Beobachter eines klinischen Anfalls heute oft geneigt ist, den hysterischen Anfall für einen epileptischen zu halten, zumal wenn sog. sichere Hinweise für eine Epilepsie vorliegen. Diese Umdeutung vermeidet die komplizierende Annahme einer Anfallskombination und liegt auf der gleichen Ebene wie der Versuch, die alte Hysteroepilepsie retrospektiv mit der psychomotorischen Epilepsie zu identifizieren.

Zur Korrektur der hier zum Ausdruck kommenden Prävalenz des Organischen wäre es wenig fruchtbar, nur die Rolle des Psychischen zu betonen. Damit wiederholte sich der alte, dargestellte Streit.

Auch für uns gilt der hysterische Anfall zweifellos als psychogen, allgemein als die Darstellung einer inneren Not, gewöhnlich auf dem Boden einer neurotischen Entwicklung. Der epileptische Anfall gilt demgegenüber als ein Symptom einer cerebralen Funktionsstörung und insofern als organisch.

Dementsprechend wird dem Zusammenhang des hysterischen Symptoms mit der — insbesondere frühkindlichen — Lebensgeschichte ausschlaggebende Bedeutung zugemessen, während eine biographische Determinierung bei epileptischen Erkrankungen nur selten beachtet wird.

Andererseits findet die motorische Anfallssymptomatik bei epileptischen Anfällen minutiöses Interesse im Hinblick auf die cerebrale Repräsentation, bei den hysterischen Anfällen hingegen höchstens im Hinblick auf den psychischen Ausdrucksgehalt, oft genug nur allgemein als bestätigende Beschreibung für den Eindruck des „Gemachten".

Diese Antinomie von psychogen-hysterisch und organogen-epileptisch wird allerdings problematisch jeweils in *den* Untersuchungen, die einen Vergleich beider heterogener Anfallsarten zum Thema haben, oder die organpathologische Befunde bei hysterischen, reaktive bzw. neurotische Symptome bei epileptischen Anfällen diskutieren.

„Kaum also haben wir jene strenge Trennung von organisch und psychisch vorgenommen, so finden wir uns beschäftigt, unter dem Druck der klinischen Beobachtung die Brücken wieder herzustellen und eine gemeinsame Wurzel, ein Zusammenhangsprinzip aufzufinden" formulierte V. VON WEIZSÄCKER (1947) bei der Darstellung der Ausdrucksgemeinschaft von hysterischen und epileptischen Anfällen. Dieser „Druck der klinischen Beobachtung" ist zweifellos am deutlichsten spürbar, wenn beide Anfallsarten beim gleichen Kranken vorkommen und somit auch ihre Voraussetzungen übereinstimmen.

Gegenüber der zwangsläufigen Interpretation als einer zufälligen Kombination in der Aera dualistischen Denkens werden heute in den bislang spärlichen Darstellungen der Anfallskoexistenz wieder gegenseitige Abhängigkeiten oder gemeinsam zugrundeliegende Störungen angenommen (s. S. 9).

Mit der Darstellung von gemeinsamen Grundlagen bei den heterogenen Anfällen, speziell in ihrer Kombination, wird eine psychosomatische Betrachtungsweise angestrebt bzw. eingeleitet. Solche Gemeinsamkeiten werden in hirnorganischen Läsionen des limbischen Systems (GASTAUT, 1957), in der Konstitution und gegenseitiger Bahnung (PAAL, 1965), in hypnotischer Auslösbarkeit (PASQUARELLI u. BELLAK, 1947) und pathogenetisch in Reifungsstörungen (KRAPF, 1957; RABE, 1965, 1966, 1967; SELBACH 1966) gesehen. Die Interpretationen sind jedoch keineswegs einheitlich. Mit der Darstellung einer gemeinsamen „psychosomatischen" Genese beider Anfallsarten auf der Grundlage gestörter Reifung hat KRAPF (1957) eine nur graduell unterschiedene und „polygenetische" Unreife als Ausdruck einer unspezifischen Ätiologie beider Anfallsarten interpretiert. Nach dieser Auffassung werden ätiologische Unterschiede geradezu hinfällig.

Gegenüber dieser abgewandelten Fassung einer identifizierenden Theorie ist die Notwendigkeit der diagnostischen und ätiologischen Trennung hysterischer und epileptischer Anfälle bei allen zugrunde liegenden Gemeinsamkeiten hervorgehoben worden (RABE, 1966, 1967; SELBACH, 1966). Als Gemeinsamkeiten zeigten sich bei der Kombination hysterischer und epileptischer Anfälle solche der Phänomenologie, Übergänge zwischen beiden Anfallsarten, pathophysiologische Entsprechungen, insbesondere eine biologische Immaturität, wie auch eine Abhängigkeit der Anfallsgestaltung von den gleichen nervalen Strukturen. Indem SELBACH die Anfallskombination als einen Drehpunkt psychosomatischer Reaktionsdynamik anerkennt, sieht er das Trennende beider Anfälle einmal im Quantitativen. Der generalisierende epileptische Anfall steht als eine biologische Totalkrise dem psychogenen Anfall als einer Partialkrise entgegen. Das Trennende besteht auch in der Ätiologie. Dabei setzt SELBACH den biographisch determinierten Krisen und deren wunschbedingt demonstrativer Form, dem hysterischen Anfall im engeren Sinn, die somatogenen und cerebralen Krisen des Epileptikers entgegen.

An diesem Punkt ist es notwendig, daran zu erinnern, daß die u.a. von SELBACH verwendete psychoorganische Alternative bereits für „die" Epilepsie erheblich relativiert ist. Die Überwindung jenes Dualismus überschreitet zwar den Rahmen unseres Themas. Zur Ergänzung der Interpretation von SELBACH ist jedoch festzustellen, daß eine biographische Determination durchaus für die epileptischen Anfälle erwiesen ist. Ohne hier näher darauf eingehen zu können, verweisen wir dabei auf die Untersuchungen von VON WEIZSÄCKER (1927), RUFFIN (1929), VOGEL (1935 u. 1961), JANZ (1948), BRÄUTIGAM (1951), RUFFLER (1957), WENZL (1965) und LEDER (1966). Diese Untersuchungen zeigten grundsätzlich, daß der allein auf Gesetzmäßigkeiten abzielende, objektivierende Standpunkt die lebensgeschichtliche Entwicklung des epileptisch Kranken verdeckt und die Beziehungen zu psychischen Vorgängen nicht darstellen kann. Sie zeigten weiter, wie inhaltliche, biographische und formalleistungsphysiologische Kriterien verflochten sind und nur aus der Anerkennung des Subjektiven, des Erlebens und des Selbstverständnisses des Kranken zu gewinnen sind, die dann allerdings eine Relativierung des diagnostischen Schemas zur Folge haben müssen. Die biographische Determination des ersten epileptischen Anfalls bei chronischer Epilepsie konnte WENZL darstellen. Die Problematik erhellt am besten aus RUFFLERs Untersuchung einer Anfallskranken. Mit der Intention, das Ungenügen einer alternativen Fragestellung aufzuzeichnen, wählte er absichtlich eine Patientin mit unklaren Anfällen, bei der die Differentialdiagnose epileptischer und hysterischer Anfälle offen blieb. „Weil die Forderung, von einem klaren Anfallsbild auszugehen, doch auf die alternative Fragestellung hinaus will und sich im Glauben wiegt, die eindeutigen Krankheitsbilder in ihrem Wesen doch voll durchschauen und die anderen als ‚Mischbilder' in sie einordnen zu können." Es gelang RUFFLER in mühseliger, anamnestischer Bemühung, den Stellenwert der im Erscheinungsbild differenten Anfälle als biographisch determiniert zu erarbeiten mit der Folgerung, das „medizinische Krankheitsbild" auf die Person des Kranken relativieren zu müssen.

Aus den zuletzt genannten Untersuchungen ergibt sich eindeutig, daß die Unterscheidung von SELBACH mit der Gegenüberstellung von biographisch oder somatogencerebral determinierten Krisen den Ergebnissen biographisch orientierter Forschung bei der Epilepsie nicht standhält, seit die biographische Determinierung der epileptischen Anfälle erwiesen ist.

Das Problem der Anfallskombination ist offenbar durch die Darstellung gemeinsam zugrunde liegender Gesetzmäßigkeiten nicht hinreichend zu erfassen. Es ist darüber hinaus notwendig, am Einzelverlauf die Beziehungen beider heterogener Anfallsarten zu verfolgen, die vor aller klinischen Systematik im Kranken selbst gründen.

Größere Einsicht verheißende tiefenpsychologische Analysen solcher Patienten stehen nicht zufällig aus. Sie scheiterten — wie aus der Literatur zu entnehmen — an der geringen geistigen Beweglichkeit der Kranken, wie auch an deren Insuffizienz, zwischen ihren heterogenen Anfällen zu unterscheiden.

Die heute zu beobachtenden klinischen Fakten sind die gleichen wie ehemals. An den Nahtstellen des vermeintlich umrissenen Krankheitsbildes der Epilepsie waren seit langem die beunruhigenden Beobachtungen möglich, die als hysterisch, affektiv, reaktiv zur Abgrenzung von Sonderformen führten. Sie zeigen nicht nur die Relativität und Vorläufigkeit klinischer Klassifikation. Sie verstellen auch die Öffnungen, durch die der Kranke selbst in seiner Geschichte hätte sichtbar werden können. So gesehen war der Streit, der mit der Hysteroepilepsie begann, unfruchtbar.

Wenn wir uns heute unterfangen, quasi vor jene Diskussion zurückzukommen und erneut die Koexistenz beider Anfallsformen zu beschreiben, so entspringt diese Absicht zunächst der praktischen Erfahrung einer heute offensichtlichen diagnostischen Vernachlässigung hysterischer Anfälle überhaupt, besonders aber in ihrer Kombination mit epileptischen und entscheidend wegen der Konsequenz — ihrer Behandlung mit Antiepileptica. Der zweite Anstoß zur Darstellung war dann die Erfahrung differentialdagnostisch nicht zu klärender Anfälle und die Evidenz einiger Verlaufsbeobachtungen, die uns Gemeinsames in den differenten Anfällen deutlicher darstellte als das Trennende.

Wegen der erheblichen Relevanz der Beobachtungen für die Praxis kam es uns darauf an, möglichst viele Beobachtungen als Modellfälle mitzuteilen. Wir mußten uns deshalb auch auf abgeschlossene Krankenjournale stützen, die ergänzt sind durch Verlaufskontrollen. Ansätze zu einer biographischen Anamnese fanden sich nur vereinzelt und dann jeweils veranlaßt durch die Beobachtung der hysterischen Anfälle. Ein Mangel unserer Kasuistik besteht demnach darin, daß die epileptischen Anfälle bzw. die chronische Epilepsie in ihrer biographischen Begründung nicht Thema werden.

Die mitgeteilten Fälle sind dem klinischen Alltag entnommen und zeigen die schon hier bestehende Problematik auf.

VI. Kasuistik

1. Auswahl der Beobachtungen

Im folgenden werden 41 Kranke beschrieben, die sowohl hysterische als auch epileptische Anfälle hatten.

Abgesehen von den Fällen 1 und 24 waren alle Patienten stationär beobachtet worden. Wir fanden sie bei der vollständigen Durchsicht der Krankenjournale der Heidelberger Universitäts-Nervenklinik unter den Diagnosen: Epilepsie, Hysterie, hysterische bzw. funktionelle oder psychogene Anfälle. Wir beschränkten uns auf die Durchsicht von 11 Jahren seit 1954, weil erst von diesem Zeitpunkt an obligate elektroencephalographische Ableitungen vorgenommen wurden. 4 Beobachtungen stammen aus der Neurologischen Universitätsklinik Düsseldorf.

Im Bestreben, nur einwandfreie Anfallsdiagnosen mitzuteilen, berücksichtigten wir bis auf die Fälle 1, 6, 20, 24, 37 und 38 nur Verläufe, bei denen alle Formen der bei ihnen vorkommenden Anfälle im ganzen Ablauf stationär beobachtet worden und so beschrieben waren, daß eine eindeutige, descriptive Anfallsdiagnose möglich war. Bei allen stationär beobachteten Patienten waren zudem die Anfälle von mir entweder wiederholt oder von mehreren in solcher Diagnostik geübten Kollegen gesehen worden.

Die Fülle der Beobachtungen war ermöglicht, weil die Heidelberger Nervenklinik über Krankensäle verfügt, in denen Anfallskranke immer untergebracht werden. Ein Anfall wurde damit fast regelmäßig auch ärztlicherseits gesehen.

Von den Mitteilungen schlossen wir 41 Kranke aus, die in unser Thema paßten. Bei 24 davon beobachteten wir epileptische Anfälle, während die hysterischen nur aus der Fremdanamnese bekannt wurden oder ihre Beschreibung nach Schilderung oder Krankenblatt doch Zweifel zuließen. Bei weiteren 12 hatten wir umgekehrt hysterische Anfälle gesehen, ohne die zusätzliche Verdachtsdiagnose Epilepsie verifizieren zu können. Bei den restlichen 5 Kranken konnten wir trotz der Anfallsbeobachtung keine sichere Diagnose stellen. Ihr EEG war jeweils normal.

Bis auf wenige, bezeichnende Ausnahmen hatten wir zudem alle Begutachtungsfälle ausgeschlossen.

Die genannten Beschränkungen mögen übertrieben scheinen. Wer sich mit Anfallskranken beschäftigt, weiß jedoch, wie vorsichtig mitunter affektiv gefärbte Beschreibungen einzelner Anfälle durch Familienangehörige beurteilt werden müssen, zumal dann, wenn eine Begutachtung Anlaß der Untersuchung ist, oder andererseits eine Epilepsie vertuscht werden soll.

Um eventuelle Mißverständnisse zu vermeiden, sei hervorgehoben, daß unsere Diagnose hysterische Anfälle zunächst descriptiv-phänomenologisch verstanden ist. Kombinationen von epileptischen Anfällen mit synkopalen, echten tetanischen, hyperventilationstetanischen und ähnlichen blieben auch dann unberücksichtigt, wenn deren Psychogenese offensichtlich war. Wir schlossen ebenfalls die eindeutig simulierten oder deutlich bewußtseinsnahen Demonstrationen aus, deren vielfältiges Gehabe mit Umsinken oder Zittern eigentlich nie das demgegenüber elementarere Anfallsbild des klassischen hysterischen Anfalls erreichte. Dabei sind wir uns selbstverständlich der Möglichkeit von fließenden Grenzen bewußt.

Die ätiologische Diagnose der hysterischen Anfälle — die Aufklärung der zugrunde liegenden Konfliktsituation — speziell in ihrer Determinierung an frühkindliche psychische Traumen, gelang bei den Fällen mit kombinierten Anfällen nicht öfters und war dann nicht recht zu trennen von der Epilepsiegenese.

Wegen dieser Schwierigkeiten und wegen durchaus praktischer Gründe, insbesondere der Behandlung, halten wir die phänomenologisch-descriptive Diagnose des Anfallsbildes für entscheidend.

Unsere Darstellung kann keinen Anspruch erheben, die verschiedenen Kombinationsmöglichkeiten beider Anfälle erschöpfend aufzuzeigen. Sie ist begrenzt durch den klinischen Erfahrungsbereich, dem die lebendige Vielfalt außerhalb der Klinik verschlossen bleibt, die zweifellos weitere „Modellfälle" bereit hält.

Auch die statistische Häufigkeit dieser Anfallskombination läßt sich nicht angeben. Die Zahlen von Beau 9% (1874), Bratz 5% (1904) und Arnold 6% (1954) sind unvergleichbar, weil sie auf gänzlich verschiedener diagnostischer Basis beruhen. Die Diskrepanz wird daraus ersichtlich, daß unseren 41 Fällen in der gleichen Zeit etwa 3500 Neuzugänge mit Epilepsie entsprachen (rund 1,3%), unter Mitberücksichtigung der auch nicht ganz geklärten Fälle wäre die Anzahl doppelt so groß.

Aber nur 5 unserer Krankheitsverläufe sind mit denen der Bratzschen Kasuistik vergleichbar, während die übrigen damals nicht im gleichen Zusammenhang gesehen werden konnten.

Die 1965 von Paal angegebene Häufigkeit von 1,8% ist wegen des zugrunde gelegten Erfahrungszeitraums von 1 Jahr nicht repräsentativ. Wegen der Annäherung an unsere Zahl ist aber die Vermutung erlaubt, daß solche Kombinationen bei Epileptikern gar nicht selten sind.

Falldarstellungen

Vorweg genommen — weil iatrogen — sei die folgende Kombination je eines Anfalls:

Fall 1: Die 14jährige Sabine R. unternahm mit ihrem Freund und einem zweiten Paar eine Autotour besonderer Art. Der Freund hatte seit längerem geäußert, sich von ihr trennen zu wollen und hatte jene Tour ausdrücklich als Abschiedsszene geplant. Blaß, aufgeregt und ohne Frühstück begann die Patientin die Fahrt im Bewußtsein, „daß etwas passieren werde". In einigen Wirtschaften und Tanzlokalen trank sie „vieles durcheinander", tanzte „auffallend wild" und bekam auf der Heimfahrt ihren Anfall. Sie sank ins Rückenpolster des Autos zurück, reagierte nicht auf Anruf, zitterte am ganzen Körper und strampelte mit den Beinen. Bald klammerte sie sich an den besorgten Freund, bald stieß sie ihn zurück, „gebärdete sich mitunter wie toll", schlug um sich, wenn man sie festhielt. Nach einer Viertelstunde wurde sie ruhiger, nach Ansicht der Zeugen „bewußtlos", hielt aber währenddessen krampfhaft die Hand des besagten Freundes fest.

Ins nächste Krankenhaus gebracht, erhielt sie dort zur diagnostischen Klärung Cardiazol i. v. injiziert und fiel prompt in einen großen generalisierten epileptischen Krampfanfall. Wegen der „somit gesicherten" Epilepsie wurde dem Hausarzt eine entsprechende Therapie empfohlen, der uns das Mädchen aus berechtigtem Zweifel überwies.

Schon die Exploration ließ einen hysterischen Anfall vermuten, der durch die fremd-anamnestische Schilderung der Begleiter bestätigt wurde. Neurologisch fand sich kein krankhafter Befund. Das körperlich früh entwickelte, infantil-eitle Mädchen stammte aus bäuerlichem Milieu. Ein auffälliger psychologischer Befund war nicht zu erheben. Das Hirnstrombild zeigte einen regelmäßigen Alphagrundrhythmus.

Epikrise: Der hysterische Anfall des Mädchens bietet nach Erscheinungsbild und Situation nichts Ungewöhnliches. Allein der Verzicht auf Klärung der Rolle der Patientin selbst nötigte zur „objektiven" Provokationsmethode, offensichtlich unter der Vorstellung einer Anfallsreproduktion. Anders bliebe unverständlich, daß der durch Cardiazol provozierte, artifizielle epileptische Anfall als Beweis für die epileptische Natur des vorangegangenen angesehen wurde. Die Tendenz, hysterische Anfälle auf Grund späterer Beobachtung von epileptischen umzudeuten, ist hier im Extrem realisiert.

Die Dosis des applizierten Cardiazols blieb uns unbekannt. Es läßt sich kein Vergleich zu den interessanten Ergebnissen einer bei Hysterikern erniedrigten Cardiazolschwelle (GASTAUT, 1950) ziehen. Für die Differentialdiagnose gegenüber hysterischen Anfällen ergibt sich aus dieser Beobachtung zunächst die Unbrauchbarkeit solcher Provokationsmethoden. Unterstellten wir die durchaus wahrscheinliche Tatsache, der Kollege habe lege artis provoziert und das Cardiazol in genügender Verdünnung und Langsamkeit injiziert, so hätte das bei der Patientin eine „erniedrigte Krampfschwelle" bewiesen. Nichts mehr, weil damit nichts auszusagen ist über die Art des vorangegangenen Anfalls, nichts weniger, als damit auch unabhängig von jenem Bild dann die Frage dessen Zusammenhangs mit der „erniedrigten Krampfschwelle" aufgeworfen ist.

Die folgenden 5 Krankengeschichten zeichnen sich durch das sporadische Auftreten hysterischer Anfälle im Verlauf chronischer Epilepsie aus. Wir fassen sie zusammen, weil das Extrem einer längst chronifizierten Epilepsie mit vereinzelten hysterischen Anfällen am ehesten einen Vergleich mit der alten These gestattet, daß die hysterischen Anfälle durch die von der Epilepsie am Gehirn verursachten Folgen entstünden. Diese Kombination entspricht zudem KRETSCHMERs „Affektepilepsie" und rechtfertigt somit eine besondere Darstellung.

2. Sporadische hysterische Anfälle bei chronischer Epilepsie

Fall 2: R. G. Der 24jährige Kranke hat seit dem 17. Lebensjahr eine Epilepsie unklarer Genese mit Grand Mal ohne tageszeitliche Bindung in sehr unterschiedlicher, auch therapieabhängiger Frequenz. Nicht selten traten 2—3 Grand Mal am gleichen Tag auf. 3 Jahre lang betrug das längste Intervall 2—3 Wochen. Nach 4 Jahren sistierten die Grand Mal unter antiepileptischer Behandlung. Hingegen traten als neue Form psychomotorische Anfälle mit epigastrischer Aura, Leckbewegungen und anschließendem kurzen Dämmerzustand auf. Bei der Untersuchung war der neurologische Befund regelrecht. Der Patient war deutlich verlangsamt, schwerfällig, merkschwach. EEG: Leichte Allgemein- und Hyperventilationsveränderung mit Grundrhythmusverlangsamung, fokale Steilwellen temporal rechts.

2 Jahre später sahen wir ihn stationär wegen der Therapieresistenz der psychomotorischen Anfälle: Er bekam einen roten Kopf, sank leicht hintenüber, war nicht ansprechbar, leckte dann mehrere Male über die Lippen und fuhr anschließend mit den Händen nestelnd am Körper auf und ab. Der Anfall dauerte ca. 1¹/₂ min.

Nach dem Weihnachtsurlaub wurde er im „Status epilepticus" wieder eingewiesen. Er warf sich mit zusammengekniffenen Lippen und Augenlidern im Bett hoch auf Kopf und

Fersen zum typischen Arc de cercle, sackte nach wenigen Minuten wieder zusammen, lag dann etwa $^1/_2$ min heftig atmend auf dem Rücken und schnellte noch 2mal für etwa 1 min in jene Brücke hoch. In den kurzen Intervallen war der Anfall unterbrechbar, obgleich der Patient nicht antwortete. Er begann dann um sich zu schlagen. Diese Jaktationen hörten prompt auf, wenn man sich ihm näherte oder ihn dann wieder verließ. Mit etwa halbstündigen Pausen hatte dieser Zustand bereits 24 Std angehalten. Er hatte zu Hause damit begonnen, daß der Patient den Kopf hin und herwarf, während er sich mit der rechten Hand krampfhaft an der Mutter festhielt. In Pausen habe er davon gesprochen, bald sterben zu müssen, bis sich die Anfälle zu dem Bild des „Status" steigerten, den wir in der Klinik sahen. Es waren vorher schon eine Woche lang täglich mehrfach minutenlange Zustände aufgetreten, bei denen der Patient bei Bewußtsein war und das Gefühl hatte, als krampften sich die Schenkel zusammen. Am 5. Tag stieß er zudem beim Sprechen mit der Zunge an, wobei sich seine Wangen jeweils saugend zusammenzogen. Dieses Symptom war aufgetreten, als er seinen Vater in der Klinik besuchte, der an jenem Tag wegen Magenulcera eingeliefert worden war. (Keine Phenothiazine eingenommen!)

Nach dem Abklingen des Status traten für einen Tag nochmals diese einleitenden anfallsartigen Zustände auf. Im EEG bestand wiederum eine leichte Allgemeinveränderung, häufige temporale Steilwellen rechts. Während der Hyperventilation leiteten wir 3 der „Sauganfälle" mit Verkrampfung der Schenkel ab, die von keiner erkennbaren Kurvenveränderung begleitet waren — abgesehen von überlagernden Muskelpotentialen, zwischen denen aber jeweils kurze Strecken des unveränderten Hirnstrombildes zu erkennen waren.

Wir erfuhren, daß der magenkranke Vater zu Hause ein überaus strenges Regiment führte, gegen das sich auch die Mutter nicht durchsetzen konnte. Als der Vater — der im übrigen alle Anfälle des Patienten als „Anstellerei" bewertete — dann in die Klinik kam, habe unser Patient gehofft, er bleibe jetzt immer nur mit der Mutter zusammen.

Epikrise: 4 Jahre nach Beginn einer Epilepsie mit häufigen Grand Mal traten „sekundäre" psychomotorische Anfälle auf. Es bestanden Symptome beginnender Demenz. Am Tag der Klinikeinweisung seines Vaters kam es zunächst zu den beschriebenen eigentümlichen Anfällen mit vorwiegend oraler Saugsymptomatik, die aber gänzlich verschieden waren von den mit oralen Leckbewegungen einhergehenden psychomotorischen Anfällen und die von einem Verkrampfen der Schenkel begleitet waren. Daraus entwickelten sich in einer Woche große hysterische Anfälle zu einem „Status". Trotz der spärlichen Angaben des Patienten läßt sich die Situation zu Beginn der hysterischen Anfälle geradezu als „Urszene" interpretieren: Der Todeswunsch für den tyrannischen Vater wird im gleichen Satz ausgesprochen wie der Wunsch, dessen Stelle einzunehmen. In dieser Identifizierung vermeint der Patient, bald selbst sterben zu müssen und offenbart im Anfall, währenddessen er sich allein mit der Mutter an sie klammert, seine ambivalenten Wünsche mit heftigem Saugen und Verkrampfen der Schenkel.

Fall 3: Karl S. Der 57jährige, bislang unbehandelte Arbeiter hat seit 16 Jahren nur im Schlaf monatlich einen Grand Mal, seit 4 Jahren wöchentlich tagsüber eine Serie psychomotorischer Anfälle. Er spürt dabei ein unbestimmtes, aus der Magengegend hochsteigendes „komisches" und nicht näher beschreibbares Gefühl und weiß vom weiteren Ablauf nichts. Wir beobachteten stereotype Schmatz- und Schluckbewegungen, an die sich ein kurzdauernder Dämmerzustand anschloß, in dem der Kranke an seiner Kleidung herumfingerte.

Wir diagnostizierten eine Schlaf-Grand Mal-Epilepsie unklarer Genese mit sekundären psychomotorischen Anfällen. Bei normalem neurologischem Befund wirkte er psychisch wenig differenziert, psychomotorisch erheblich verlangsamt, antriebsarm bis zur Erstarrung der Mimik, umständlich und weitschweifig. Während der ersten EEG-Ableitung begann er am ganzen Körper zu zittern, rutschte allmählich zu Boden, wo er mit ratlosem Gesichtsausdruck liegen blieb. Auf die Füße gestellt, verharrte er in einer puppenartigen Erstarrung, die mitunter mit einem heftigen Zittern am ganzen Körper abwechselte und sich schließlich in ein

Hin- und Herrennen mit flügelschlagenden Armbewegungen steigerte. Der Zustand dauerte
über 3 Std an. Das Hirnstrombild während dieses Anfalls unterschied sich von späteren Intervall-EEG einzig durch das Auftreten von Muskelpotentialen und Bewegungsartefakten und
zeigte wie letztere eine leichte generelle Dysrhythmie ohne Krampfpotentiale. Später gab er
an, es sei ihm beim Schalten des Apparates der elektrische Strom durch den Körper gefahren.

Die Exploration ergab, daß er uns nicht eigentlich wegen seiner chronischen Epilepsie
aufgesucht hatte, sondern eher gegen seinen Willen auf Drängen seiner Frau gekommen war
— wegen einer seit 6 Wochen bestehenden Impotentia coeundi, mehr noch wegen seiner von
der Frau abgelehnten Ersatzhandlungen. Von der ihm unbekannten Hirnstromableitung hatte
er in unbestimmter Vorstellung Enthüllungen hierüber befürchtet und sich im Anfall „dieser
Peinlichkeit" entzogen. Jene Ersatzhandlungen ergaben sich im übrigen nicht als das Resultat
seiner Impotenz, sondern als die Realisierung „schon immer" gewünschter, aber bis dahin
unterdrückter Wünsche.

Epikrise: Der unbehandelte Kranke mit chronischer Grand Mal-Epilepsie vom
Schlaftyp und mit iktogen „sekundären" psychomotorischen Anfällen* bot ausgeprägte
Symptome hirnorganischer Wesensänderung. Sein erster und bisher einziger hysteri-
scher Anfall drückte ratlose Angst aus. Nach formalen Gesichtspunkten wies er die
Hauptmerkmale des „primitiven Totstellreflexes und Bewegungssturmes" (E.
KRETSCHMER, 1944) auf. Die erste Interpretation des Kranken hätte zur Deutung
eines Angstanfalles geführt, im Sinne einer panikartigen Primitivreaktion bei einem
Hirngeschädigten vor ungewisser leiblicher Bedrohung — durch den elektrischen
Strom der ihm unbekannten EEG-Ableitung. Die weitere Exploration zeigte aber
eine Neurose auf, deren auffällige Manifestation im Sexualverhalten eng verbunden
war mit der zunehmenden iktogenen Hirnschädigung bzw. der hirnorganischen Wesensänderung, die offenbar zu einer Enthemmung seines sexuellen Verhaltens geführt
hatte.

Fall 4: Joachim A. Der 19jährige Gärtnergehilfe aus Polen leidet seit 11 Jahren an
einer ätiologisch ungeklärten Epilepsie mit psychomotorischen Anfällen und tageszeitlich
ungebundenen Grand Mal, die in monatlichen Serien auftraten. Bei regelrechtem neurologischem Befund fiel er psychisch als rechthaberisch, egozentrisch, affektlabil, aber auch als
verlangsamt und umständlich auf. Er bekam nur schwer Kontakt mit seiner Umgebung, zumal er nur gebrochen Deutsch sprach und deshalb auf Station wie auch von den Arbeits-
kollegen immer als Pole gehänselt wurde. EEG: Vom Alphatyp, fokale Dysrhythmie
temporobasal links, auch mit Steilwellen. Wir diagnostizierten eine idiopathische (?) Epilepsie
mit psychomotorischen Anfällen und diffusen Grand Mal. Nachdem wir in den ersten Tagen
mehrfach beide Formen epileptischer Anfälle sehen konnten, fiel er während einer Visite
plötzlich nach hinten auf das Bett und blieb völlig bewegungslos mit zugekniffenen Augen
liegen. Er wurde steif wie ein Brett zum EEG getragen. Die Kurve zeigte im Vergleich zur
Vorableitung einen unveränderten 9—10/sec-Alpharhythmus, hingegen keinerlei Dysrhythmie, keinen temporobasalen Focus. Nach einer halbstündigen Ableitung konnte dann der Anfall durch energisches Zureden prompt unterbrochen werden. Nachträglich stellte sich heraus,
daß ihn während der Visite ein Mitpatient wiederum als „Polnischen" aufgezogen hatte.

---

* Als „sekundäre" psychomotorische Anfälle bezeichnen wir solche, die erst im Verlauf
von chronischen Epilepsien als neue Anfallsform mit den entsprechenden Veränderungen
eines temporalen Focus entstehen (RABE, 1961). Ihre Manifestation konnten wir durch hirn-
elektrische Verlaufsuntersuchungen auf Krampfschädigungen infolge der vorausgegangenen
Grand Mal beziehen und damit die von LENNOX (1953) und GÄNSHIRT (1960) aus klinischen
Verläufen sowie von SCHOLZ schon 1933 und 1959 vom pathologisch-anatomischen Gesichtspunkt her angenommenen Entstehungsbedingungen belegen. Der genannte Verlaufswandel
wurde von NEIMANIS (1962) mit einer Untersuchung über Korrelationen von klinischen und
morphologischen Befunden bestätigt.

Epikrise: Auch dieser Kranke hatte unseres Wissens bisher über ein Jahrzehnt nur epileptische Anfälle gehabt. Er bot deutliche Züge epileptischer, aber auch hirnorganischer Wesensänderung, hervorstechend eine Verlangsamung des psychischen Tempos. Der hysterische Stupor als überschießende Reaktion auf die als Kränkung erlebte, wenngleich harmlose Hänselei bliebe unverständlich ohne deren thematische Verquickung mit der sozialen Situation des Patienten. Ihm war eine sinnvolle Einordnung in die Gemeinschaft sowohl als Epileptiker als auch als Flüchtling und Pole nie gelungen, wozu der Mangel seiner psychischen Anpassungsmöglichkeiten sicher beigetragen hatte.

Das Verschwinden des temporalen Focus mit steilen Wellen während des hysterischen Stupors könnte Zufall sein, auch bei einer halbstündigen Ableitungsdauer. Da wir das Verschwinden von Krampfpotentialen während hysterischer Anfälle auch bei anderen Patienten sahen, sei schon hier auf dieses Phänomen hingewiesen. Die Normalisierung des Hirnstrombildes mit Zurücktreten bis zum Verschwinden von Krampfpotentialen ist nicht nur bei der von LANDOLT (1955) beschriebenen forcierten Normalisierung mit Auftreten produktiv-psychotischer Zustandsbilder bekannt. Sie wurde ebenfalls beobachtet bei erhöhter emotionaler Spannung (SELBACH, 1966) und im Ablauf hysterischer Anfälle (RABE, 1966).

Fall 5: Die 24jährige Hotelangestellte R. H. hatte seit der Menarche vor 12 Jahren nur alle 2 Monate im Schlaf Grand Mal, seit 6 Jahren monatlich auch eine Serie psychomotorischer Anfälle mit epigastrischer Aura, gefolgt von rhythmischen Schluckbewegungen und einem kurzen nachfolgenden Dämmerzustand. Anläßlich eines stationären Aufenthaltes 1958 fanden wir neurologisch keinen krankhaften Befund. Psychisch wirkte sie affektiv unausgeglichen, infantil, mit einer Neigung zu depressiven Verstimmungen. Sie hatte eine deutliche Merkschwäche und war verlangsamt. EEG: Alphatyp, Focus mit Steilwellen temporobasal links im Wach-EEG. Im Schlaf-EEG bilateral symmetrische Gruppen von irregulären 3/sec-Spikewave.

Wir diagnostizierten eine idiopathische Epilepsie mit Schlaf-Grand Mal, sekundären psychomotorischen Anfällen. Über Anfälle der altersgebundenen Petit Mal-Gruppe war trotz des Befundes im Schlaf-EEG nichts zu erfahren. Während die Patientin auf Station zunächst fast täglich psychomotorische Anfälle hatte, geriet sie mit dem Beginn antiepileptischer Therapie und mit dem Sistieren der Anfälle in eine hypochondrische Verstimmung. Sie war nicht zu bewegen, aus dem Bett aufzustehen und klagte mannigfaltige Beschwerden.

Als dann eine gleichaltrige Mitpatientin, an die sie sich angeschlossen hatte, sich in einem Petit Mal-Status auffällig benahm, trat bei ihr ein hysterischer Anfall von einer halben Stunde Dauer auf: Sie lag mit angezogenen Beinen im Bett, hochrot im Gesicht, wimmernd sich hin und herwerfend. Der Anfall unterschied sich eklatant von allen bei ihr bisher beobachteten.

Epikrise: Auch bei dieser Patientin mit Schlaf-Grand Mal und sekundär psychomotorischen Anfällen bestanden psychopathologische Symptome einer Merkschwäche und Verlangsamung, die ebenso auf eine iktogene Hirnschädigung hinwiesen wie das Auftreten der sekundären psychomotorischen Anfälle nach 6jährigem Grand Mal-Verlauf.

Auf das Entstehen hysterischer Anfälle anläßlich der Beobachtung von Anfällen bei anderen ist PÖTZL (1917) eingegangen, wobei er betonte, daß jene Anfallsentstehung nicht auf ein Imitationsbestreben zurückzuführen sei. Die situative Bedeutung einer Anfallsbeobachtung wird am nächsten Fall deutlicher. Dem Entstehen hysterischer Anfälle nach Sistieren der epileptischen ist unser drittes Kapitel der Kasuistik gewidmet.

Fall 6: C. B. Die 32jährige Näherin aus Ostpreussen erkrankte im Alter von 10 Jahren an indifferenten Absencen und 2 Jahre später an monatlichen Grand Mal-Serien. Nach 3jähriger Anfallsfreiheit vom 28.—31. Lebensalter trat ein Grand Mal-Status auf. Bei einer stationären Beobachtung 1 Jahr später fanden wir bei neurologisch unauffälligem Befund eine beginnende epileptische Demenz. Die Patientin war stark verlangsamt, umständlich, ausführlich. Sie hatte eine erhebliche Merkschwäche mit Herabsetzung des Alt- und Neugedächtnisses. Außerdem bestanden erhebliche hypochondrische Beschwerden. Unserem Behandlungsvorschlag stand sie ganz negativ entgegen. EEG: Bilateral symmetrische 3/sec-Spike-wave-Gruppen, Herdbefund mit Alphareduktion und vermehrten Zwischenwellen parietooccipital links.

Wir diagnostizierten eine Residualepilepsie mit indifferenten Absencen und diffusen Grand Mal und erwogen differentialdiagnostisch eine idiopathische Epilepsie mit sekundärer Hirnschädigung.

Nach wenigen Tagen in der Klinik erlebte sie einen großen epileptischen Krampfanfall ihrer Bettnachbarin mit. Sie zeigte daraufhin ein gänzlich verändertes Benehmen: Schnippisch-nörglerisch gegen die Schwestern, aggressiv-aufsässig gegen die Ärzte, die „so etwas zulassen". Am Tag darauf bekam sie starke Zahnschmerzen. In der Kieferklinik bei der Vorbereitung zur Zahnextraktion trat ein großer hysterischer Anfall auf, der sich bei uns dann noch mehrfach wiederholte. Unter theatralischem Schreien schlug sie um sich, wehrte sich gegen Festhalten und steigerte sich bis zum Toben.

Epikrise: Die Kranke hatte seit 22 Jahren eine Epilepsie mit indifferenten Absencen und tageszeitlich ungebundenen Grand Mal. Wir konnten nicht entscheiden, ob die psychopathologischen Symptome einer leichten Demenz und die Herdveränderungen im Hirnstrombild der Ausdruck einer frühkindlichen Hirnschädigung waren oder einer erworbenen, iktogenen, infolge der häufigen Grand Mal-Serien und eines Grand Mal-Status. Das auffällig veränderte Verhalten dieser Patientin nach dem Erleben eines Grand Mal bei einer Mitpatientin ist nach ihrer eigenen Interpretation auf einen Vertrauensverlust gegenüber der Klinik zurückzuführen. „Daß dies zugelassen wird", „daß man dessen nicht Herr wird" sind Äußerungen ihrer Selbstbetroffenheit durch das mittelbare Erlebnis der eigenen Erkrankung. Sie sind gleichzeitig Zeugnis der Selbstverborgenheit jener Erkrankung, indem das Vorkommen der Anfälle allein der ärztlichen Insuffizienz angekreidet wird. Die akute Erkrankung, der Zahnschmerz und die drohende Zahnextraktion als leiblicher Bedrohung akzentuieren diesen Affekt. Wegen der inneren Sperrung der psychisch erheblich veränderten Patientin ließen sich über ihre Spontanäußerungen hinaus keine deutlicheren Zusammenhänge aufzeigen.

Fall 7: Susanne H. Die 41jährige, ledige Patientin aus Ungarn hat seit 22 Jahren diffus auftretende Grand Mal und psychomotorische Anfälle, jeweils im Intervall von 2—4 Wochen. Schon bei einer Begutachtung vor 10 Jahren wurde erstmals ein hysterischer Anfall beschrieben, den man aber nachträglich zu einem epileptischen umdeutete, als im EEG eindeutige „Krampf-"Potentiale registriert wurden. 1960 wurde die 39jährige wegen eines Grand Mal-Status stationär eingewiesen. Sie hatte aber keinen Anfall gehabt, war zu Hause nur ohne Pflege, weil der Vater im Sterben lag und sich niemand um sie kümmerte.

Bei der neurologischen Untersuchung fand sich kein auffälliger Befund. Sie war undifferenziert, kontaktarm, deutlich verlangsamt. Sie beschäftigte sich tagelang mit Multiplikationsaufgaben „damit die Zeit vergeht". EEG: Alphatyp, fokale Dysrhythmie mit Steilwellen temporal links. PEG: Hydrocephalus externus und internus. Nach 3 Grand Mal in den ersten Tagen trat in der Nacht nach der Nachricht vom Tode des Vaters ein Zustand auf, der sich zu Anfällen steigerte: Eingeleitet von lautem Heulen begann sie ihre Bettdecke zu schlagen, wälzte sich dann mit langsamen, exhibitionistisch anmutenden Bewegungen hin und her, die Geschwindigkeit steigernd bis zum Hin- und Herschnellen. Dabei strampelte sie sich bloß, wehrte sich gegen Festhalten. Bei der Prüfung der Pupillenreaktion kniff sie die Augenlider zu. Das Anfallsbild — in sechsmaliger Wiederholung — mutete an wie eine körperliche Zurschaustellung. Später gab sie dazu an, im dunklen Saal Furcht bekommen zu haben. Sie habe gemeint, „Maria hole sie in den Himmel".

1962 (41jährig) wurden bei einer erneuten stationären Aufnahme nur noch hysterische Anfälle dieser Art beobachtet. Bei unverändertem EEG zeigte sich im PEG eine Zunahme der Hirnatrophie.

Der Versuch einer Exploration scheiterte an der Undifferenziertheit der Patientin und an ihrer völligen Desinteressiertheit.

Epikrise: Die Patientin mit 22jähriger idiopathischer Epilepsie mit Grand Mal und psychomotorischen Anfällen wies deutliche Züge epileptischer und auch dementieller Wesensänderung auf, die bereits vor 10 Jahren zur Invalidisierung geführt hatten. Der erste hysterische Anfall während einer Begutachtung läßt ein wichtiges differentialdiagnostisches Problem solcher Anfallskombination erkennen: Die Gefahr der Umdeutung hysterischer Anfälle in epileptische bei Patienten mit sicherer chronischer Epilepsie. Die hier beobachteten hysterischen Anfälle traten zunächst auf, als die Patientin von der Familie in die Klinik „abgeschoben" wurde. Ihr Darstellungscharakter nach der Nachricht vom Tod des Vaters deutet Zusammenhänge an, die wegen der Undifferenziertheit der Patientin nicht geklärt werden konnten.

Fall 8: Wolfgang M. Der jetzt 41 Jahre alte, ledige Patient litt 13 Jahre an einer Epilepsie unklarer Genese mit rein psychomotorischen Anfällen, die 1949 im Alter von 22 Jahren sogleich in täglicher Häufung auftraten. Bei einer Untersuchung anläßlich eines Heilverfahrens 1962 fanden wir bei dem 34jährigen keine neuropathologischen Befunde. Es bestand eine deutliche epileptische Wesensänderung. Der Patient war ungemein umständlich, weitschweifig, penibel, überkorrekt, servil aber auch aggressiv und undistanziert. Intervall-EEG: Alphatyp, Focus temporobasal beiderseits mit sehr häufigen Steilwellen (ca. alle 10 sec). Anfalls-EEG: Charakteristischer Befund eines psychomotorischen Anfalls mit kontinuierlichen hohen 5/sec-Zwischenwellen, die in eine Dysrhythmie mit langsamen Zwischen- und Deltawellen überging. PEG: Ohne auffälligen Befund.

Während des Umsetzens der antiepileptischen Therapie wurde der sonst überordentliche Kranke zunehmend auffällig: Er vernachlässigte sich, rasierte sich nicht mehr und sammelte auf der Krankenabteilung Unterschriften zu einer Beschwerde über einen Mitpatienten. Am 7. anfallsfreien Tag trat ein hysterischer Anfall von 20 min Dauer auf. Im Sitzen zwischen zwei Betten strampelte er, wedelte mit den Armen in der Luft. Mit ängstlichem Gesichtsausdruck schrie er mehrfach durchdringend, anhaltend. Beim Hinzutreten des Arztes wälzte er sich auf dem Boden und „verteidigte" strampelnd seine Stellung zwischen den beiden Betten.

Am nächsten Tag bot er eindeutige Symptome einer schizophren gefärbten Psychose mit „Gedanken-Laut-werden", akustischen Halluzinationen und auffällig manirierten Bewegungen. Im weiteren Verlauf klangen die psychotischen Symptome etwa innerhalb eines Jahres ohne besondere Therapie allmählich ab. Anfälle, gleich welcher Art, zeigten sich trotz allmählich reduzierter Dosis der Antiepileptica bis zum völligen Absetzen nicht mehr. Der Kranke ist heute ein Hypochonder, der mit pedantischer Strenge seinen Körper überwacht und Buch führt über Stuhlgang, Urinfarbe und über die Intensität der Schweißbildung an den Händen. Sein Hirnstrombild ist seit dem Sistieren der psychomotorischen Anfälle, seit jetzt 6 Jahren völlig unauffällig. In bisher 25 Ableitungen zeigte sich ein regelmäßiger 10/sec-Alpharhythmus mit eingestreuten Thetawellen, keine Allgemein- oder Hyperventilationsveränderung, keine Dysrhythmie, kein Herd, keine Krampfpotentiale.

Epikrise: Das Umschlagen einer chronischen psychomotorischen Epilepsie in eine Psychose schizophrenen Gepräges — wie hier — ist von LANDOLT (1955 u. 1960) als forcierte Normalisierung beschrieben. Im Verlauf etwa eines Jahres klangen die psychotischen Symptome ab und mündeten in eine Hypochondrie.

Auf dem Scheitelpunkt des Umschlagens der Anfälle in die Psychose trat der hysterische Anfall auf, über dessen Motivation wir vom Patienten nichts erfahren konnten. Nur seine ängstlich-panikartige Gebärde ist interpretierbar als Ausdruck einer

Not oder als deren Pantomime, die das Publikum zur Hilfe auffordert. Das Bild zwingt zur Abgrenzung gegen einen postepileptischen Dämmerzustand. Gegen letzteren spricht die unterschiedliche Anfallsform gegenüber den uniformen Dämmerzuständen, die sonst jeweils im Anschluß an einen psychomotorischen Anfall auftraten und die auch nie entfernt so lange dauerten. Außerdem war kein einleitender psychomotorischer Anfall beobachtet worden. Letztere sistierten schon seit einer Woche.

Nur wenn man die angeschnittene differentialdiagnostische Frage loslöst vom Verlauf und allein auf jenen Anfall abhebt, eröffnet sich ein nicht zu beantwortendes diagnostisches Dilemma, das uns zu GOWERS' Frage nach der postepileptica hysteria zurückführt und zu der Beobachtung, daß auch in echten Dämmerzuständen der Kranke sich „verhält, agiert, wobei sein Tun deutlich umweltverhaftet ist" (HALLEN, 1962).

Betrachten wir nochmals den Ablauf der forcierten Normalisierung, dann zeigt sich hier kein plötzliches Umschlagen in die Psychose, sondern eine Entwicklung: Zwischen dem Sistieren der psychomotorischen Anfälle und dem Beginn der schizophrenen Psychose ist eine Woche eingeschaltet, in der geradezu noch alles in der Schwebe ist. Der Kranke handelt auffällig, rasiert sich nicht mehr, sammelt Unterschriften, um sich zu beschweren. Dieser Zustand ließe für sich allein genommen auch die Diagnose einer psychopathischen Persönlichkeit zu. Während der so veränderten Verfassung des Kranken tritt dann der hysterische Anfall auf und erst von da an imponiert die psychotische Symptomatik. Es scheint so, als ob die mit der Unterdrückung der epileptischen Anfälle entstandene neue Situation vom Kranken einige Tage lang „bewältigt" wird, indem er sich zwar in der Sozietät auffällig benimmt, aber doch noch sinnvoll und einfühlbar agiert. O. ALZHEIMER hat 1957 bei der Darlegung der Bedeutung hysterischer Reaktionen bei organischen Hirnerkrankungen und endogenen Psychosen kurz auf eine Kranke hingewiesen, die sich im Beginn einer hebephrenen Psychose verzweifelt mit dieser auseinandersetzte und einen geradezu klassischen, großen hysterischen Anfall produzierte.

Fall 9: Maria F. Die 63jährige Patientin bekommt seit 29 Jahren ausschließlich psychomotorische Anfälle, meist aus dem Schlaf heraus. Sie wird von einer unbestimmten Aura wach, verspürt einen nicht beschreibbaren Geschmack im Mund, ist dann nicht mehr ansprechbar, schmatzt mehrfach und ist anschließend für 1—2 min umdämmert, wobei sie an sich und an Gegenständen herumnestelt oder -wischt.

Bei regelrechtem neurologischem Befund war eine im Verlauf zunehmende Merkschwäche, Teilnahmslosigkeit und Antriebsarmut zu eruieren und bei der Untersuchung auch nachweisbar. Intervall-EEG: Konstanter Zwischenwellenherd temporal links und fokale Dysrhythmie mit steilen Wellen temporobasal links. Die epileptischen Anfälle waren weitgehend therapieresistent. Wegen Verdachts auf einen Temporallappentumor untersuchten wir die Patientin seit 1948, seit ihrem 51. Lebensjahr, mehrfach stationär, ohne diesen Verdacht bestätigen zu können. Die kontrastdiagnostischen Untersuchungen zeigten normale Ergebnisse.

1960 erlitt die 63jährige Patientin einen apoplektischen Insult mit rechtsseitiger Hemiparese, Dysarthrie und Aphasie. Intervall-EEG: Zwischen- und Deltawellenherd temporal links, fokale Dysrhythmie mit Steilwellen temporobasal links. 2 Tage nach dem Insult wurde ein neuer Anfall von 2 Std Dauer beobachtet: Den Anfall eröffnete ein heftiges Atmen während einer Untersuchung. Die Kranke lag mit weit aufgerissenen Augen, ängstlichem Gesichtsausdruck vor uns und begann am ganzen Körper zunehmend zu zittern.

Jede beruhigende Geste verstärkte das Zittern. Sie war dabei klar bei Bewußtsein. Bei „Nichtbeachtung" ging das Zittern zurück, um sich bei erneuter Zuwendung heftig zu steigern. Allmählich begrenzten sich diese Symptome auf ein Zähneklappern wie im Schüttelfrost und dann auf ein Beben im Mundbereich. Dann setzten mümmelnde, manchmal sau-

gende und schmatzende Lippenbewegungen ein, die fast eine Stunde lang anhielten. Währendrenddessen steigerte sich aber dieser Zustand mehrfach so, daß die Patientin laut zu stöhnen
begann, sich hin und herrollte, schließlich um sich schlug, um sich dann wieder zu beruhigen
bis auf das Weiterbestehen der oralen Symptomatik. Das Hirnstrombild während dieses Zustandes war überlagert von Bewegungsartefakten, sonst gegenüber dem Intervall-EEG unverändert, wenngleich die fokale Dysrhythmie wie auch die Krampfpotentiale fehlten.
Streckenweise war auch der Alpharhythmus blockiert. Eine Stunde nach diesem Anfall entsprach das Hirnstrombild dem früheren, wobei auch der temporobasale Focus wieder vorhanden war.

Nach Abklingen der Aphasie erinnerte sich die Patientin an den Anfall: Sie habe Angst
gehabt, sich nicht mehr ausgekannt, „halt nichts mehr verstanden wegen der vielen Untersuchungen".

Epikrise: Auch diese Patientin hatte eine jahrzehntelange Epilepsie. Die Genese
der psychomotorischen Anfälle war unklar geblieben, wenn auch immer suspekt auf
einen zugrunde liegenden Hirntumor, der sich aber in 12jähriger Verlaufsbeobachtung
nie bestätigen ließ.

Der zwei Tage nach dem apoplektischen Insult während der Aphasie zu beobachtende neuartige Anfall gleicht dem Bilde nach einem hysterischen. Im Anfall
drückt sich eine ängstliche, sprach- und ratlose Hilflosigkeit aus, die wir als Äußerung
der in ihren Kommunikationsmöglichkeiten erheblich eingeschränkten aphasischen
Kranken sehen. Dem Verlust des sprachlichen Kontaktes korrespondiert die übertriebene orale Motorik, mit der die Kranke geradezu ihre Stimme zu ersetzen scheint,
denn lautlich zumindest hätte sie sich äußern können. Diese orale Symptomatik war
auch in den Steigerungen zum Anfall ein durchgehendes Symptom.

Hysterische Reaktionen werden in der Literatur nicht selten gerade bei aphasischen Kranken beschrieben (O. ALZHEIMER). Die Besonderheit liegt in diesem Falle in
der Strukturähnlichkeit mit den vorhergehenden psychomotorischen Anfällen. Auch
diese begannen mit Angst und gingen mit oralen Stereotypien einher. Diese Strukturähnlichkeit ist bei aller Unterschiedlichkeit des ausgeprägten Anfallsbildes so deutlich,
daß wegen der Dauer ein Status psychomotorischer Anfälle differentialdiagnostisch
zu erwägen war. Aber im Hirnstrombild fehlten während dieses Zustandes gerade die
sonst im Intervall häufigen temporalen Steilwellen.

Das beobachtete Anfallsbild ist nach der Vorgeschichte also sowohl organisch wie
psychologisch determiniert: Psychologisch als Ausdrucksphänomen, organisch im Sinne
einer motorischen Schablone (E. KRETSCHMER, 1953) mit gleichartiger Symptomatik
wie im psychomotorischen Anfall. Auf das Beibehalten von Teilsymptomen epileptischer Anfälle in späteren hysterischen wird noch anläßlich anderer Beispiele einzugehen sein. Wie in Fall 4 war auch hier während der hysterischen Anfallssymptomatik
eine Normalisierung des Hirnstrombildes festzustellen. Die typischen temporalen steilen Wellen waren ca. 1 Std nach diesem Anfall wieder vorhanden.

Fall 10: Marliese H. Nach Fieberkrämpfen als Säugling erkrankte die Patientin 7jährig
an einer wahrscheinlich residualen Epilepsie mit seltenen psychomotorischen Anfällen von
1—2 min Dauer: Ohne Aura wurde sie blaß, bekam blaue Lippen, summte dann vor sich
hin und begann danach herumzukramen. 2 Jahre später traten Grand Mal auf, immer nur
im Schlaf: Sie wurde bewußtlos, hatte symmetrische klonische Krämpfe, Schaum vor dem
Mund, wurde blau im Gesicht, näßte ein und schlief danach. Diese Anfälle traten etwa
3—4mal wöchentlich auf. Unter antiepileptischer Therapie wurde die Patientin 2 Jahre lang
anfallsfrei, bis mit der Menarche im 13. Lebensjahr erneut Grand Mal und am gleichen Tag
4—5 psychomotorische Anfälle vorkamen, jetzt auch mit schmatzenden Bewegungen vor dem
„Summen".

18jährig lag die Patientin wegen einer zentropilbedingten Gingivahyperplasie in der Zahnklinik. Am Entlassungstag wurde sie zu uns verlegt wegen plötzlicher Anfallshäufung. Sie wurde auf der Bahre liegend auf Station getragen, wand sich schlangenartig hin und her, hielt die Augen krampfhaft geschlossen, öffnete sie höchstens kurz auf Anruf, antwortete auch. In den nächsten beiden Tagen konnten wir häufig stundenlange Anfälle beobachten, in denen sie geradezu vertrackte, gewundene Körperstellungen einnahm, die theatralisch-geziert aussahen. Sie waren nach einigem Zureden unterbrechbar. Stellte man die Patientin in den Anfallsintervallen auf die Füße, so zeigte sie eine typische hysterische Dysbasie mit breitbeinig schwankendem Gang (keine Zentropilintoxikation). Bei der neurologischen Untersuchung fand sich ein regelrechter Befund. Psychisch war die Patientin verlangsamt, umständlich, distanzlos, affektlabil und neigte zu Perseverationen. Im EEG: Leichte Allgemeinveränderung mit langsamer Grundaktivität (8/sec), keine Krampfpotentiale.

Aktueller Anlaß zur Häufung hysterischer Anfälle bei der Entlassung aus der Zahnklinik war die Angst der Patientin, nach Hause zur Mutter zurückzukehren, die sie als außerordentlich streng schilderte und der sie sich gleichzeitig widerspruchslos unterordnete. In der Zahnklinik hatte sich die Patientin erheblich an eine ältere Krankenschwester gebunden.

Epikrise: Wiederum hatten wir eine Patientin mit über 10jährigem Verlauf einer Epilepsie mit Grand Mal und psychomotorischen Anfällen vor uns. Neben den hysterischen Anfällen anläßlich der drohenden Klinikentlassung zeigte sich gleichzeitig eine hysterische Dysbasie.

Fall 11: Anna Sch. Die jetzt 56jährige, verheiratete Patientin litt vom 21. Lebensjahr an 30 Jahre an einer idiopathischen Epilepsie mit monatlichen Serien psychomotorischer Anfälle und Grand Mal ohne tageszeitliche Bindung. Bisher unbehandelt, stellte sie 1959 mit 47 Jahren einen Antrag auf Invalidisierung nach Entlassung aus ihrer Arbeitsstelle. Der damals schon seit 3 Jahren invalidisierte Ehemann kümmerte sich nicht mehr um sie. In ihrem Heimatdorf und in der Familie galt sie als „bedäppert". Bei normalem neurologischem Befund war sie psychisch stumpf, undifferenziert, kontaktarm, erheblich verlangsamt. EEG: Leichte Allgemeinveränderung, fokale Dysrhythmie temporobasal beiderseits, links mehr als rechts mit steilen Wellen. Drei Behandlungsversuche in unserer Klinik schlugen fehl, weil sie jeweils nach einigen Tagen die Klinik wieder verließ unter Hinweis auf ihre Arbeitsunfähigkeit. Die angegebene Anfallshäufigkeit stellte sich anläßlich der Beobachtung stets als übertrieben heraus.

Im Rahmen der begonnen Heilverfahren sahen wir zwei hysterische Anfälle, einmal unter dem Bild eines hysterischen Stupors, einmal im Abwechseln dieser Haltung mit heftigem Wedeln mit beiden Armen. Die Anfälle waren auf Anruf jeweils für mehrere Sekunden unterbrechbar.

Erst nach der dritten Klinikaufnahme 1963 entschied sich die 51jährige zur Behandlung. Sie ist seither 5 Jahre unter entsprechender Medikation anfallsfrei.

Epikrise: Nach 30jährigem Epilepsieverlauf mit Grand Mal und psychomotorischen Anfällen war die Patientin leicht dement und sowohl familiär als auch sozial deklassiert. Das dreimalige Abbrechen eines begonnenen Heilverfahrens durch die Patientin und das Auftreten hysterischer Anfälle bei diesen Gelegenheiten zeigte neben ihrem Widerstand gegen die Behandlung eine Darstellungstendenz ihres Krankseins. In der Begutachtungssituation besteht für sie eine „Beweisnot", die im Invalidisierungswunsch gründet. Hier wird eine Darstellungstendenz offensichtlich. Die hysterischen Anfälle traten auf, nachdem — ungeachtet ihres eigentlichen Anliegens — die Krankheit behandelt werden sollte. Diese Anforderung fällt in eine Phase der Erkrankung, in der sich die Patientin nicht mehr für fähig hielt, ihr Leben selbst in die Hand zu nehmen. Der Vorschlag zur Behandlung anstelle der Invalidisierung traf auf einen Widerstand, weil damit gleichzeitig die Forderung nach einem neuen Beginnen an sie gestellt wurde, das ihr aus der bisherigen Erfahrung als unmöglich schien.

Fall 12: Rosa B. Die 38jährige, ledige Fürsorgerin, die bei ihrer Mutter lebt, hat seit 25 Jahren Grand Mal, zunächst nur morgens nach dem Erwachen, seit 7 Jahren ohne tageszeitliche Bindung, in Intervallen von höchstens 8 Tagen, häufig Serien von 3—4 pro Tag. Mit 35 Jahren stellte die bis dahin unbehandelte Patientin Antrag auf Invalidisierung. Sie hatte damals der Beschreibung nach einen hysterischen Anfall während der Begutachtung.

38jährig kam sie zu uns zum Heilverfahren. Bei normalem neurologischem Befund wirkte sie psychisch plump, nivelliert, affektlabil. Die Gedächtnisfunktionen waren deutlich eingeengt. Sie pflegte bei jeder Visite auf ihre Arbeitsunfähigkeit hinzuweisen. EEG: Leichte Allgemein- und Hyperventilationsveränderung, keine Krampfpotentiale, keine Dysrhythmie. Wir beobachteten mehrere epileptische Grand Mal und dann während der Visite einen hysterischen Anfall.

Fall 13: Käthe W. Die 40jährige Kindergärtnerin hatte seit 16 Jahren monatlich 3—4 psychomotorische Anfälle, monatlich ein Grand Mal im Schlaf, seit einem Jahr auch tagsüber. Wir stellten die Diagnose einer idiopathischen Epilepsie. Die Patientin hatte einen Invalidisierungsantrag gestellt, nachdem sie aus ihrem Beruf entlassen worden war. Der Ehemann hatte ein Jahr vorher die Nichtigkeitserklärung der Ehe durchgesetzt.

Nach 12jährigem Krankheitsverlauf kam die Patientin, 36jährig — bisher unbehandelt — zur stationären Behandlung. Der neurologische Befund war normal. Psychisch wirkte sie infantil, pedantisch, psychomotorisch deutlich verlangsamt. EEG: Unspezifische leichte Allgemein- und Hyperventilationsveränderung, keine Krampfpotentiale.

Die während des Heilverfahrens verordneten Antiepileptica setzte sie eine Woche nach der Entlassung ab. Ein Jahr später folgte ein erneutes Heilverfahren. Dabei zeigte sie eine hysterische Dysbasie. Neben den psychomotorischen Anfällen und Grand Mal konnten wir auch zwei hysterische Anfälle mit exzessivem Bewegungssturm beobachten.

Epikrise: Der bei beiden Kranken schon seit über einem Jahrzehnt bestehenden Epilepsie entsprach jeweils der psychopathologische Befund beginnender bzw. leichter Demenz. Für die hysterischen Anfälle, die nur während der Begutachtung bzw. des Heilverfahrens gesehen wurden, waren keine äußerlich erkennbaren, unmittelbaren Anlässe zu ermitteln. Sie waren gebunden an die Situation jener Begutachtungen.

Es wäre unangemessen, deshalb allein eine Simulation oder Aggravation anzunehmen. Die zugrundeliegenden Motive, die sich im hysterischen Anfall äußern, müssen in der Leidensgeschichte dieser Kranken gesucht werden, die ihren Entwicklungsweg bis zum Invalidisierungsantrag bestimmen (RABE, 1961).

Die Kranken nehmen das Verdikt ihrer Minderwertigkeiten auf sich (VON WEIZSÄCKER, 1927). Sie suchen eine Pseudorehabilitierung in der Anerkennung als Invalide (JANZ, 1958). Die vom medizinisch-prognostisch-therapeutischen Gesichtspunkt gerechtfertigten Anerbieten einer Behandlung und damit der Eröffnung einer Zukunft stehen für die Kranken in keinem glaubhaften oder annehmbaren Verhältnis zu ihrer effektiven Erfahrung der eigenen Insuffizienz. Der Anlaß für die hysterischen Anfälle liegt damit in der Diskrepanz zwischen einer von der Erfahrung der Kranken her gerechtfertigten Zukunftslosigkeit und der aus der ärztlichen Erfahrung entspringenden gegensätzlichen Forderung.

Fall 14: Leo P. Der 25jährige Patient, ledig und ohne Beruf, hatte seit dem 11. Lebensjahr rechtsseitige faciobrachiale Jacksonanfälle mit Sprachhemmung und Schlaf-Grand Mal. Sie traten in jeweils sehr schwankenden Intervallen auf, die auch therapieabhängig waren. Anläßlich von Begutachtungen beobachteten wir diese Anfälle 1943 und 1951 bei dem 11- bzw. 19jährigen Patienten.

Neurologisch fand sich eine Unterentwicklung der rechtsseitigen Extremitäten mit Steigerung der gleichseitigen Eigenreflexe, keine Paresen. Psychisch war der Patient debil, langsam, stimmungslabil. Im Verlauf der Beobachtung zeigte sich eine zunehmende epileptische Wesensänderung. EEG: Zwischenwellenherd parietotemporal links, fokale Dysrhythmie mit Steilwellen temporal links. PEG: Erweiterung des linken Seitenventrikels.

Wir stellten die Diagnose einer Residualepilepsie mit Jacksonanfällen und Grand Mal.

Wegen dieser Diagnose begann ein Rentenstreit, weil der Patient im Alter von 10 Jahren einen Unfall (leichte Commotio cerebri) erlitten hatte, den die Familie als Ursache der Anfälle sehen wollte.

Im Verlauf einer Begutachtung 1957 sahen wir bei dem 25jährigen keine epileptischen Anfälle mehr, jedoch mehrere hysterische, wovon einer im EEG registriert werden konnte. Dabei änderte sich der Kurvenverlauf nicht, abgesehen von überlagernden Bewegungsartefakten. Der Kranke zitterte heftig, warf den Kopf hin und her, jammerte und bot ein unkoordiniertes Schlagen und Zucken des rechten Armes, das sich dann wieder zu einem allgemeinen Körperzittern steigerte, wieder abklang — und dies 6mal hintereinander.

Wir erfuhren von ihm, daß er zu Hause auf diese Begutachtung „gedrillt" worden war. Er sei jetzt „ganz durcheinander gekommen", habe nicht mehr gewußt, wie er sich verhalten solle.

Epikrise: Der Zweckcharakter der hysterischen Anfälle während der Begutachtung ist so offensichtlich, daß man zunächst eine reine Simulation vermuten könnte. Die nähere Kenntnis des debilen, verlangsamten und epileptisch wesensveränderten Patienten macht aber klar, daß er gar nicht fähig wäre zu einem Durchhalten so differenzierter Imitation, wie sie ihm von zu Hause eingedrillt war. Auch das Gesamtbild der Anfälle mit stetigem Auf und Ab der Intensität, mit dem begleitenden ratlosen Gesichtsausdruck erweist, daß wir hysterische Anfälle vor uns hatten, deren Betonung der rechten Körperseite allerdings an die rechtsseitigen Jacksonanfälle erinnerte.

Da in der Literatur um die Jahrhundertwende und vorher die Simulation epileptischer Anfälle immer wieder als häufig erwähnt ist, lohnt es festzuhalten, daß wir in den durchgesehenen Krankengeschichten seit 1954 nur einen Fall als Simulation epileptischer Anfälle registriert fanden (unseren Fall 16), der sich 2 Jahre später als Epilepsie herausstellte.

Wie in den vorigen 3 Fällen befand sich auch Leo P. in einer „Beweisnot", seine Erkrankung demonstrieren zu müssen. Sie stammt jedoch hier nicht aus eigener Initiative, sondern war zu Hause eingeübt als Rolle, der er sich aber nicht gewachsen zeigte.

Erst das Versagen gegenüber der elterlichen Einübung bzw. Weisung motiviert den Affektsturm und läßt den Zweckcharakter der hysterischen Anfälle jetzt in einem anderen Licht als dem der Simulation erscheinen. Die Besonderheit — in einer gewissen Analogie zu Fall 9 — stellt das Bild der hysterischen Anfälle dar, das die früheren gleichseitigen Jacksonanfälle quasi karikierend aufnimmt. Die unterentwickelte rechte Extremität ist bei ihm das Ausdrucksorgan seiner Schwäche, das er darstellt wie etwa ein Bettler seinen Defekt zur Schau stellt.

Fall 15: Friedrich R. Der 25jährige Kranke hatte seit dem 4. Lebensjahr Grand Mal ohne tageszeitliche Bindung, in Abständen von 4—6—8 Wochen. Vor 10 Jahren war bei ihm ein cortiographisch ermittelter Focus am Übergang von der rechten Parietal- zur Temporalregion unterschnitten worden. Darauf sistierten die Grand Mal für 1 Jahr. Von da an traten neben linksbetonten Grand Mal auch kortikale Adversivkrämpfe jeweils in Serien auf. Der Kopf drehte sich nach links, dabei verzog sich das Gesicht, besonders der Mund nach links, während der gleichseitige Arm rhythmisch zuckte. Das Bewußtsein war währenddessen leicht getrübt.

Neurologisch: Leichte Eigenreflexsteigerung links gegenüber rechts. Psychisch fiel eine ausgeprägte Wesensänderung mit erheblicher psychomotorischer Verlangsamung auf. EEG: Schwere paroxysmale Dysrhythmie mit fast kontinuierlichen symmetrischen steilen Wellen. Herdbefund temporal und parietal rechts mit Verlangsamung des Kurvenablaufs. Die Hälfte der Kurve bestand praktisch aus sharp slow waves, die nirgends fokal betont waren. Der Herdbefund mit Verlangsamung stimmte lokalisatorisch mit der Gyrotomie überein.

Neben diesen Anfällen sahen wir bei einer Visite innerhalb einer Stunde 14 andersartig ablaufende, die auch aus der Anamnese nicht bekannt waren. Im Bett liegend schlug er abwechselnd, wie rudernd mit angewinkelten Armen und Beinen nach den Seiten, warf den Oberkörper vor und zurück, reagierte nicht auf Anruf. Die Pupillenreaktion war prompt. Nach jedem Anfall sah er uns lächelnd an. Immer, wenn wir uns ihm erneut zuwandten, begann der nächste Anfall.

Epikrise: Nach 14jährigem Verlauf einer Residualepilepsie mit Grand Mal traten infolge einer Gyrotomie dann nur noch fokale Grand Mal auf, denen sich auch corticale Adversivkrämpfe hinzugesellten. Nach 21 Jahre während der Epilepsie bot der Patient eine erhebliche psychische Erstarrung, in der sich Symptome epileptischer und hirntraumatischer Wesensänderung unauflösbar mischten. Als er bei der Visite einen „Status" ganz anders aussehender Anfälle bekam, erwogen wir wegen der Sterotypie des sich jeweils wiederholenden Anfalls in Kenntnis der langjährigen Epilepsie und der exzessiven EEG-Veränderungen im Intervall zunächst psychomotorische Anfälle oder einen epileptischen Dämmerzustand. Erst nach dem Weitergehen dieser Anfälle in ausschließlichem Zusammenhang mit der Zuwendung ließen wir diese Vermutung fallen, zumal der Darstellungscharakter der Anfälle von Anfang an unverkennbar war: Eine Bewegung, die an den Versuch erinnerte, sich aus einem Netz zu befreien.

Diskussion

Diese 15 Kranken hatten wir wegen des nur vereinzelten Vorkommens von hysterischen Anfällen zusammengefaßt. Von der epileptischen Erkrankung her zeigt der Vergleich zum Zeitpunkt unserer Beobachtung ein auffällig gleichförmiges Bild.

11 Patienten hatten psychomotorische Anfälle, außer bei zweien waren sie mit Grand Mal kombiniert. Zwei weitere hatten Jackson- bzw. corticale Adversivkrämpfe, ebenfalls mit Grand Mal kombiniert. Einer litt an isolierten Grand Mal und nur ein Patient dieser Gruppe hatte ursprünglich eine „centrencephale" Epilepsie mit indifferenten Absencen und Grand Mal.

Von den 13 Kranken mit Grand Mal boten 9 eine nach JANZ diffuse und 4 eine Schlaf-Verlaufsform, einer hatte nur einen Grand Mal. Verläufe mit Aufwach-Grand Mal (JANZ, 1953) kamen nicht vor, bzw. waren (unser Fall 12) schon Jahre vor dem Beginn der hysterischen Anfälle in eine diffuse Verlaufsform der Grand Mal eingemündet.

Besser noch als diese Aufzählung zeigt der Verlauf, daß wir Patienten vor uns haben, die neben der epileptischen Erkrankung auch eine organische Hirnschädigung aufweisen. Außer den Fällen mit Hirntumor, atrophischem Hirnprozeß, cerebraler Arteriosklerose und frühkindlicher Hirnschädigung beweisen die sekundär nach mehrjährigem Grand Mal-Verlauf aufgetretenen psychomotorischen Anfälle, wie auch Herdbefunde im EEG bei ursprünglich idiopathischer Epilepsie eine iktogene Hirnschädigung (LENNOX, 1953; RABE, 1961). Im gleichen Sinne spricht die Entdifferenzierung von ursprünglich distinkten Grand-Mal-Verlaufsformen in tageszeitlich ungebundene (JANZ, 1963).

Dementsprechend waren bei allen Kranken psychische Symptome einer hirnorganischen Wesensänderung vorhanden, die nur in Fall 1 und 8 fehlten, bei einer Patientin mit einem Grand Mal und einem Kranken mit erheblicher sog. epileptischer Wesensänderung.

Für die hysterischen Anfälle der Patienten kann die Frage aufgeworfen werden, ob sie durch die der chronischen Epilepsie zugrunde liegende oder durch diese verursachte Hirnschädigung zu erklären sind — ob es sich also um hysteroide oder pseudohysterische oder im Sinne von E. KRETSCHMER um „affektepileptische" Anfälle handelt, um Primitivreaktionen Hirngeschädigter und gar nicht um hysterische Anfälle im engeren Sinn.

Deskriptiv-phänomenologisch handelt es sich aber bei diesen Patienten neben den chronischen epileptischen ohne Zweifel um hysterische Anfälle. Bei den Patienten 1—3 ließen sich zudem die ihnen zugrundeliegenden Konflikte aufzeigen. Bei den übrigen gelang es wenigstens, die situativen Bedingungen der Anfälle darzustellen. Sowohl der Anlaß wie auch das Ausdrucksbild des Anfalles wiesen auf einen Bedeutungsgehalt der bedingenden Situation hin, der sich keineswegs in der zutage liegenden Vordergründigkeit erschöpfte (Fall 6, 7, 10—13).

Eine Klärung der zugrunde liegenden Motivation scheiterte in diesen Fällen an der erheblichen, bis zur Demenz reichenden Wesensänderung der Patienten, in der wir weniger den Anlaß oder die Bedingung für den Anfall als ein Hemmnis für die psychologische Diagnostik sehen. Hier ist unser Fall 3 anzuführen, der einen zunächst als Angstreaktion deutbaren Anfall hatte, dessen tiefere Motivation dann aber doch noch zu klären war (siehe auch RUFFLER, 1957).

Für die Einstufung eines Anfalls von seiner Genese her als hysterisch oder aber „hysteriform", als mehr oder minder bewußte Aggravation oder als Simulation kommen damit im Einzelfall Grenzen der diagnostischen Möglichkeit ins Spiel. Je mehr vom Kranken zu erfahren ist, desto deutlicher wird sich die Motivation in Richtung auf das Verständnis zugrunde liegender seelischer Zusammenhänge verfolgen lassen. Aus dem Mißlingen solchen Nachweises dürfen aber keine pathogenetischen Schlüsse bezüglich der Organogenese gezogen werden.

Insbesondere ist es nicht gerechtfertigt, den pathogenetischen Begriff der Primitivreaktion auf eine bestimmte Anfallsart einzuengen. Der aus dem Modell des hierarchisch gegliederten Aufbaues des Zentralnervensystems stammende Terminus für Reaktionen, die sich phylogenetisch alter, präformierter Formen des triebhaft-seelischen Untergrundes bedienen, gilt nämlich für hysterische wie auch epileptische Anfälle gleichermaßen (KRAEPELIN, 1920). Für beide Anfallsarten ist auch heute (SELBACH, 1966) das extrapyramidale System als Haupteffektor in der paroxysmalen Phase verantwortlich, „wenn der Kranke seine differenten psychischen Leistungsmöglichkeiten abschaltet und sich dem archaischen Automatismus seiner phylogenetischen Altmotorik überläßt". Die Anfallsgestaltung ist von den gleichen nervalen Strukturen bestimmt (RABE, 1965 u. 1966).

Die Bedeutung der Hirnschädigung in unseren Fällen sehen wir darin, daß allgemein psychogen genannte Reaktionen, bzw. die hysterischen bei unseren Kranken „entsprechend der allgemeinen Senkung des Persönlichkeitsniveaus häufig als ausgesprochen plump und primitiv imponieren" (BAY, 1953). Die organische Hirnschädigung sagt demnach nichts aus über die Entstehungsbedingungen solcher Anfälle, sie prägt aber ihr Bild.

Eine säuberliche Trennung der genannten Anfallsbedingungen kann demnach kaum erwartet werden, wenn die Einstufung wesentlich von der durch die Persönlichkeitsänderung begrenzten Einsicht abhängig ist.

Am einfachsten ließen sich die hysterischen Anfälle verstehen, die wir anläßlich von Begutachtungen sahen (Fall 11—14).

Gerade hier erweist sich die genauere ätiologische Bestimmung des hysterischen Anfalles als abhängig von der Kenntnis des Kranken selbst. Die Annahme einer Simulation war z.B. im Fall 14 zunächst außerordentlich naheliegend. Diese Annahme erwies sich aber bei der näheren Exploration als ganz oberflächlich. Ähnliches gilt für die Unterstellung einer mehr oder minder bewußten Übertreibung, der Aggravation als Erklärung der hysterischen Anfälle bei chronischer Epilepsie. Diese Interpretation bietet sich an aus der Erfahrung mit solchen Patienten, denen „die Epilepsie nicht genügt". SCHULTE (1967) interpretiert so die Aufpfropfung hysterischer Anfallssymptomatik, weil die Betroffenen ihre Behinderung nicht ernst genug gewertet sähen und damit veranlaßt seien, ihren Krankheitszustand „zusätzlich noch paroxysmal zu unterstreichen".

In unseren Fällen weist der hysterische Anfall in der Begutachtungssituation jedoch nicht darauf hin, daß der Kranke damit die Zahl seiner Anfälle mehr oder minder bewußt übertreiben bzw. darstellen will. Wie wir an anderer Stelle (1960) ausführten, ist ein epileptisch Kranker dabei in einer charakteristischen Zwangslage, in einer Beweisnot seiner Leistungsfähigkeit, die er gerade nicht in den epileptischen Anfällen, sondern in der für ihn gestörten Umweltbeziehung erfahren hat. Er sieht in der Invalidisierung eine Legitimation seines Krank*seins*. Eine vorgeschlagene oder begonnene Behandlung widerspricht nicht nur diesem Interesse, sondern sie bedroht real, weil der Patient die Unfähigkeit selbständiger Entwicklung erfahren hat. Der hysterische Anfall in dieser Situation wäre als Reaktion auf die Krankheit oder als ihre Übertreibung nur vordergründig gesehen. Er ist Ausdruck der gestörten Umweltbeziehung, die nicht nur Folge der Epilepsie ist, sondern in die die Epilepsie als solche einzuordnen ist.

Der hysterische Anfall in dieser Situation zeigt an, daß Kranksein und Krankheit sich nicht decken. Als Darstellung einer inneren Not ist er Ausdruck eines Versagens vor der Zukunft. Damit stellt er gleichzeitig eine Aufforderung dar, sich mit jenem Kranksein zu befassen und nicht mit der epileptischen Krankheit, die ja aus der Sicht des Patienten gar nicht behandelt werden soll.

Bei den Patienten dieser Gruppe ist der Frage nach einem inneren Zusammenhang hysterischer und epileptischer Symptombildung quasi nur von außen nachzugehen. Der zur Organkrankheit fortgeschrittene Verlauf der Epilepsie mit der erheblichen psychischen Veränderung der Kranken bis zur Demenz vereitelte weitgehend eine Aufdeckung psychischer Hintergründe.

Bei einigen Kranken sind noch formale Kriterien anzuführen, die im weiteren noch diskutiert werden:

1. die Strukturähnlichkeit und partielle Ausdrucksgemeinschaft der Anfälle bei den Patienten 2, 9 und 14, bei denen im hysterischen Anfall in karikierter Überzeichnung Bewegungen auftraten, die auch den Kern der Symptomatik ihrer epileptischen ausmachten,

2. die Abhängigkeit des hysterischen Anfalls vom medikamentös erzwungenen Sistieren der epileptischen bei den Patienten 4, 5 und 8, wie auch die Beobachtung des Fehlens der im Intervall-EEG häufigen Krampfpotentiale während hysterischer Anfälle bei den Patienten 4, 8 und 9.

Als ein vorläufiges Resultat ist festzuhalten, daß die objektive epileptische Anfallskrankheit für den Patienten nicht identisch ist mit seinem subjektiven Kranksein. Diese Diskrepanz ist an der nächsten Gruppe deutlicher darzustellen.

3. Die Kombination epileptischer und hysterischer Anfälle im Krankheitsverlauf

Bei den folgenden 12 Kranken haben im Unterschied zur vorigen Gruppe beide Anfallsarten mehr oder minder chronisch während des Krankheitsverlaufs nebeneinander bestanden. Die Verläufe ermöglichen einen Vergleich mit den älteren kasuistischen Darstellungen (BRATZ; BRATZ u. FALKENBERG; NONNE; STEFFENS) und stellen das Nebeneinander beider so dar, wie es uns heute entgegentritt.

Fall 16: J. Sch. Die 46jährige Hausfrau aus Posen hatte seit 10 Jahren Anfälle, die sie auf eine vorhergegangene Kopfverletzung (Commotio cerebri) bezog, weshalb sie seit Krankheitsbeginn im Rentenkampf sowohl mit der LVA als auch mit der Unfallversicherung lebte.

Die ersten Rentenanträge blieben erfolglos, weil während der Begutachtung in mehreren Kliniken immer nur hysterische Anfälle beobachtet wurden. Die übrigen Befunde, auch das Hirnstrombild, waren immer regelrecht.

1956 schlug die Beurteilung um. Obwohl bei der 42jährigen Patientin auch damals ein hysterischer Anfall beschrieben wurde, deutete ein Gutachter allein wegen der erstmals im Hirnstrombild registrierten Krampfpotentiale ihre Anfälle als traumatische Epilepsie. Wegen der angegebenen Anfallsfrequenz hielt er die Patientin für invalide.

Ein Jahr später kam sie zu uns. Wir sahen ebenfalls zwei eindeutig hysterische Anfälle, die mit Strampeln, Aufbäumen, Herumwerfen einhergingen. Einen davon konnten wir im EEG registrieren: Während der Ableitung zeigte sich keine wesentliche Änderung des Kurvenablaufs, abgesehen von einer Überlagerung von Bewegungsartefakten, die jedoch das zugrunde liegende Hirnstrombild mit einem Weitergehen des Alpharhythmus erkennen ließen. Neurologisch o. B. Psychisch leichte Debilität. Wir diagnostizierten Hysterie oder Simulation.

6 Monate später wurde sie wegen eines „Status epilepticus" eingeliefert. Sie kam dabei auf Station getorkelt und hatte mehrfache hysterische Anfälle der schon bekannten Art, keine epileptischen. Bei unverändertem Befund diagnostizierten wir „Hysterie".

2 Jahre später (1960) sahen wir hingegen zwei typische epileptische Grand Mal an einem Tag. Bei neurologisch unverändert regelrechten Befunden fielen im Vergleich zu früher Zeichen epileptischer Wesensänderung auf. Im EEG fand sich eine Allgemeinveränderung mit Grundrhythmusverlangsamung und eine paroxysmale Dysrhythmie mit steilen Wellen ohne Seitenbetonung. Aus der damals erstmals erhobenen Fremdanamnese wurde klar, daß diese Grand Mal seit Jahren vorkamen und der Ehemann gar keine anderen kannte. Ihr Beginn blieb unklar.

Epikrise: Die unbehandelte Grand Mal-Epilepsie der Kranken entzog sich der ärztlichen Erkennung, weil anläßlich von Begutachtungen (der einzigen Gelegenheit, bei der sie zum Arzt kam) immer hysterische Anfälle gesehen wurden. Erst die sich entwickelnde Wesensänderung und die Beobachtung von Grand Mal erlaubte nach 10 Jahren eine diagnostische Klärung.

Der bis dahin einzige Hinweis auf eine Epilepsie: das pathologische Intervall-EEG 1956 blieb ohne diagnostische Relevanz, weil es nicht als Ergänzung, sondern als unstatthafte Korrektur der eindeutig andersartigen Anfallsbeobachtungen ausgewertet war.

Neben dieser diagnostischen Relevanz ist der Krankheitsverlauf wesentlich als Ergänzung zu den „Gutachtenfällen" der vorigen Gruppe. Die ausschließlich situative Bindung der hysterischen Anfälle an die Begutachtungssituation ist hier nicht als primitive Reaktion einer Hirngeschädigten interpretierbar, auch nicht als bewußte Simulation. Symptome organischer Hirnläsion fehlten und von einer Imitation epileptischer Symptomatik konnte keine Rede sein.

Wir können die situative Bindung der hysterischen Anfälle aus der Bedeutung der Begutachtung verstehen, die wir vorher als „Beweisnot" deklarierten. Dem liegt zugrunde, daß „der epileptisch Kranke das Verdikt seiner Krankheit übernimmt" (VON WEIZSÄCKER, 1929). Diesem Verdikt der Öffentlichkeit zu entrinnen scheint nur möglich durch die Anerkennung der „äußeren" traumatischen Genese. Nicht wegen der Rente, sondern wegen der „moralischen" Rehabilitierung stand die Patientin in aussichtslosem Rentenkampf. Ihre hysterischen Anfälle in dieser Situation wären mit der Annahme einer Aggravation zu vordergründig interpretiert. Die hysterischen Anfälle stehen bei ihr in direktem Zusammenhang mit der Epilepsie, nicht als organischer Krankheit sondern als sozialer Bewertung.

Fall 17: Ch. M. Der Bruder ihres Vaters hat psychomotorische Anfälle und Grand Mal. Wegen seiner Epilepsie galt er seit je als „Schande der Familie". In dem Heimatstädtchen war natürlich bekannt, daß „einer von denen" schon mal in X. (Heil- und Pflegeanstalt) war. An der ausdauernden Energie, mit der die Familie ihn auszustoßen versuchte — Entmündigungen, viele von uns vereitelte Versuche dauernder Anstaltsunterbringungen —, zeigt sich das vitale Interesse der Familie, seiner ledig zu werden und damit das durch seine Krankheit auf den anderen lastende Odium zu beseitigen.

Unsere Patientin entwickelte sich in enger Bindung an den strengen Vater in einem bäuerisch-groben und undifferenzierten Milieu unauffällig. Sie bekam aber im Umgang mit den Altersgenossen die diffamierende Ausnahmestellung der Familie früh zu spüren und wurde gemieden.

Mit der Menarche, 13jährig, traten wöchentlich psychomotorische Anfälle auf. Nach den Worten der Eltern „begann das Verhängnis" (man möchte korrigieren: nahm es seinen Lauf). Ihre familiäre Stellung änderte sich abrupt und grundlegend. Einerseits wurde sie zum Aschenputtel: verantwortlich und pauschal schuldig für alle, auch alltägliche Widerwärtigkeiten des Zusammenlebens. Andererseits „gehörte sie nicht mehr dazu".

In diesem familiären Verdrängungsprozeß wurden ihre Anfälle konsequent von Anbeginn als „gemacht" deklariert und dementsprechend bestraft, obwohl und weil niemand übersehen konnte, daß sie denen des Onkels außerordentlich ähnelten.

Der 15jährigen verboten die Eltern den ersten engeren Umgang mit einem jungen Mann und nahmen dies zum Anlaß, ihr für alle Zukunft „Männerbekanntschaften" zu untersagen, da sie weder heiraten noch Kinder bekommen dürfe. Dieses Verbot wurde begründet mit ihrer „frühreifen Mannstollheit", fiel aber bei der Patientin auf taube Ohren. Die Übertretung wurde mit wochenlangen Hausarresten bestraft.

Kurze Zeit nach diesem elterlichen Verbot begannen bei ihr „große", der Beschreibung nach hysterische Anfälle.

1958 sahen wir bei der 19jährigen Patientin in der Klinik täglich 1—2 psychomotorische Anfälle. Sie wurden eingeleitet von einer epigastrischen Aura. Dann folgten orale, stereotype Schmatzbewegungen und anschließend ein wenige Minuten dauernder Dämmerzustand, in dem sie sich immer zu verbergen suchte, unter die Bettdecke kroch, das Gesicht bedeckte.

Bei normalem neurologischem Befund wirkte sie psychisch wenig differenziert, verschüchtert, mißtrauisch. Im EEG: Fokale Dysrhythmie mit Steilwellen temporobasal links.

Nach wenigen Tagen, in denen sie sich durch Hilfereichungen auf Station beliebt machte, schlug ihre Haltung an einem Tag um in eine aggressive Auflehnung gegen die Schwestern, in plumpe Koketterie gegenüber Ärzten und in tätliche Aggressionen gegen Mitpatienten. Von diesem Tag an hatte sie mehrfach täglich hysterische Anfälle von etwa halbstündiger Dauer. Dabei warf sie sich zu Boden, strampelte sich bloß, geradezu exhibitionistisch posierend. Als Grund ihrer plötzlich veränderten Haltung stellte sich alsbald heraus, daß eine Klinikangestellte nahe mit der Patientin verwandt war und sich eine Nacht hindurch bemüht hatte, sie wegen häuslicher Zwistigkeiten, „Männerbekanntschaften" und wegen ihrer „doch nur gemachten" Anfälle zu beschimpfen, gipfelnd in der tatsächlich unbegründeten Drohung, die Patientin werde — wie der Onkel — in die Anstalt eingewiesen. Dieses Gerede war der genaue Ausdruck der Einstellung der Familie und des weiteren Lebenskreises zu ihr und mußte die Patientin aus der vermeintlichen Geborgenheit in der Klinik herausreißen und zurückweisen in ihre familiäre Situation.

Monate nach der Klinikentlassung unternahm sie einen Suicidversuch durch Trinken von Salzsäure. Wir erfuhren letztlich, daß sie inzwischen auch Grand Mal bekam und es der Familie gelungen war, sie in eine Anstalt einzuweisen.

Epikrise: Dieser Krankheitsverlauf entspricht formal weitgehend den von CHARCOT beschriebenen Fällen von Hysteroepilepsie à crises distinctes: Wenige Jahre nach Beginn einer hereditären Epilepsie stellten sich hysterische Anfälle ein. Aus solchen Patienten setzt sich auch die Kasuistik von BRATZ zusammen, der wie andere Zeitgenossen damals eine auslösende bzw. verursachende Rolle der Epilepsie für die hysterischen Anfälle sah. Dem ätiologischen Kausaldenken dieser Zeit bot sich als Erklärung neben der Annahme von Epilepsiefolgen im Gehirn auch dessen „besondere Disposition zur hysterischen Erkrankung". Außerdem wurde ein ausgeprägtes konstitutionell-degeneratives Moment wegen der auffallend hohen erblichen Belastung gerade in diesen Fällen ursächlich verantwortlich gemacht (BRATZ).

In unserem Fall liegt eine familiäre Disposition vor. Ein enger Familienangehöriger war an Epilepsie erkrankt. Für eine organische cerebrale Schädigung ergab sich aber kein Hinweis.

CHARCOT war der Meinung, beide „Neurosen" gingen dann nebeneinander her, bewahrten äußerlich voneinander unabhängig ihr spezifisches Bild und ihre besondere Prognose. An unserem Verlauf stellt sich die Bedeutung der hereditären Belastung, die „vorbereitende Rolle" der Epilepsie und die Unabhängigkeit im Verlauf anders dar, wenn wir die Kranke selbst in unsere Überlegungen einbeziehen.

Die Krankheitsentwicklung der Patientin ist unauflösbar verstrickt in die umfassendere Krankengeschichte ihrer Familie. Bereits aus der epileptischen Erkrankung des Onkels resultiert eine Ausnahmestellung der Familie in der Umwelt. Den sozialen Widerstand der Umgebung erlebt die Patientin schon als Kind im jeweils scheiternden Bemühen, mitmenschliche Beziehungen anzuknüpfen. Noch vor ihrer eigenen Erkrankung wurde sie so zurückgestoßen in ihre engere Familie. Den kritischen Wendepunkt im Leben der Patientin stellt dann der Beginn ihrer Epilepsie dar. Die katastrophale Bedeutung dieses Ereignisses ist nur im Hinblick auf den schon vorbereiteten Boden zu erfassen, als Bestätigung einer gehegten Befürchtung. Die aus der Umgebung herangetragene Diffamierung der Familie wird mit der Manifestation der epileptischen Anfälle bei der Patientin bestätigt. Für die Familie, besonders die Geschwister, wird damit die bislang latente vitale Bedrohung durch die „Erbkrankheit" real. Die immer schon abweisende Mitwelt verschärft ihren Widerstand.

Für die Kranke selbst führen diese epileptischen Anfälle in eine zukunftslose Isolierung, weil die Familie nicht bereit ist, ihr kollektives Schicksal zu übernehmen und neurotisch reagiert. Konsequent wird für die Patientin tabuiert, was zur Konfrontierung mit der bedrohlichen Wirklichkeit zwänge. So ist es nicht die drohende Vererbung, sondern die „Mannstollheit", so sind es nicht die epileptischen, sondern ihre „gemachten" Anfälle, die die elterlichen Verbote begründen und letztlich zu der schuldbewußt ambivalenten Haltung der Familie führen, welche die Patientin als eine „nicht mehr Dazugehörige", aber „an allem Schuldige" abstempelt.

Diese Aschenputtelsituation läßt eine neurotische Lebensform auch der Patientin eklatant werden — besonders mit dem Beginn ihrer hysterischen Anfälle, die in direktem Zusammenhang mit dem Verbot sexueller Beziehung auftreten. Das im Widerstand gegen die elterlichen Verbote sich orientierende Verhalten der Patientin rechtfertigte schließlich nachträglich das Thema dieser Verbote. Der aktuelle Konflikt in der Klinik zeigt dies deutlich. Der Vorwurf ihrer Mannstollheit und ihrer nur gemachten Anfälle läßt dieses verbotene Verhalten zu, welches auch am Bild ihrer Anfälle ablesbar wird, indem sie sich im hysterischen Anfall darbietet, ein Verhalten, welches im deutlichen Kontrast zu dem Verstecken im epileptischen Dämmerzustand steht.

Man kann die hysterischen Anfälle hier als den Ausdruck einer im Zusammenhang mit der Epilepsie in Gang gekommenen neurotischen Lebensform auffassen, die nicht Folge der hereditären Krankheit ist, sondern das Ergebnis gestörter Persönlichkeitsentwicklung und Selbstverwirklichung nach der Manifestation der psychomotorischen Anfälle. Der pathogene Rahmen ist jedoch wesentlich weiter gespannt. Bereits die isolierte epileptische Erkrankung des Verwandten konstituierte ein Milieu gestörter mitmenschlicher Beziehungen in der Familie im Sinne einer prospektiven Bedrohung. In diesem pathogenen Milieu wuchs die Kranke lange vor Manifestation ihrer Epilepsie auf. Im Gegensatz zu der früheren Annahme einer Unabhängigkeit beider Anfallsarten im Verlauf zeigt sich hier eine enge Verquickung, die noch dadurch zugespitzt wird, daß die Familie alle Anfälle für „gemacht" hält, während die Patientin, die ihre verschiedenartigen Anfälle ebenfalls nicht differenziert, sie als „äußeres Geschehen" interpretiert, das ohne ihr Zutun ablaufe.

Fall 18: M. O. Zur Zeit unserer Behandlung war die Patientin 34 Jahre alt und hatte seit 3 Jahren monatlich Serien psychomotorischer Anfälle. Sie begannen plötzlich und ohne Aura mit rhythmischen Schmatzbewegungen, denen sich ein bis 20 min anhaltender Dämmerzustand anschloß. Während der Umdämmerung versuchte sie immer, in irgendeiner Weise ihr Gesicht zu verstecken, war noch Stunden danach niedergeschlagen und weinte. In diesen monatlichen Serien eingestreut traten im Schlaf epileptische Grand Mal auf.

Bei normalem neurologischem Befund fand sich eine angedeutete epileptische Persönlichkeitsveränderung mit haftender Distanzlosigkeit. Im Vordergrund stand die Neigung zu hypochondrischen und depressiven Verstimmungen ohne erkennbaren adäquaten Anlaß.

EEG: Fokale Dysrhythmie temporobasal links mit Steilwellen.

Im Verlauf einjähriger medikamentöser Behandlung sistierten die Grand Mal; die psychomotorischen Anfälle traten nur noch selten auf. Es entwickelte sich aber ein isolierter Eifersuchtswahn. Wir hielten zuerst diese Eifersucht für begründet. Die kleine, dysplastische, untersetzte Frau mit einer erheblichen Hypertrichose, immerfort über Beschwerden klagend, Tage im Bett zubringend, war gewissermaßen das Gegenstück zu ihrem vitalen, um einige Jahre jüngeren Ehemann. Sie empfand sich als für diesen Mann unzumutbare Last und motivierte zunächst derart ihre Eifersucht.

Sehr bald war jedoch das Wahnhafte der groteske Ausmaße annehmenden und unkorrigierbaren Eifersucht offensichtlich. Damals berichtete der Ehemann von neuartigen Anfällen, die wir dann auch sahen: Anfälle, die mit heftigem Zittern begannen, wobei die sitzende Patientin die Beine vom Boden anhob und spreizte, dann strampelnd und schreiend hinfiel und sich am Boden wälzte. Sie selbst unterschied ihre Anfälle nicht. Von den nächtlichen Grand Mal wußte sie überhaupt nur aus zweiter Hand. Nach einem Jahr brach sie die Behandlung ab und beging 36jährig Suizid.

Epikrise: Auch hier war die Epilepsie unklarer Genese mit psychomotorischen Anfällen und großen generalisierten Krampfanfällen die primäre Krankheit, der sich
nach 4jährigem Verlauf, nach medikamentöser Unterdrückung der Grand Mal, hysterische Anfälle zugestellten, und zwar parallel mit der Entwicklung eines monosymptomatischen Eifersuchtswahns.

Da im weiteren Verlauf nie Symptome auffielen, die auf eine schizophrene Psychose hingewiesen hätten, außerdem die psychomotorischen Anfälle weitergingen, liegt
hier nicht etwa eine Psychose bei forcierter Normalisierung (LANDOLT) vor. Die Entstehung des Eifersuchtswahns bleibt psychologisch verständlich aus der geschilderten
Situation heraus. Zum Verständnis der diesen Wahn begleitenden hysterischen Anfälle, die als Pantomime sexueller Aufforderung imponieren, bietet sich eine aufschlußreiche Darstellung FREUDS (1926) an, in der er bei einer Kranken mit Eifersuchtswahn verdeckte ehebrecherische Tendenzen aufdecken konnte. Eifersuchtswahn und
hysterische Anfälle lassen sich demnach thematisch verknüpfen.

Fall 19: Bernhard W. Der 24 Jahre alte Patient bekam seit 6 Jahren nur im Schlaf
große generalisierte epileptische Krampfanfälle, an die er keinerlei Erinnerung hatte und die
er nur selten an morgendlichen Beschwerden, an Kopfschmerzen und an einem Zungenbiß
erkannte, seit er von den Anfällen durch andere Beobachter erfuhr. Es ist also durchaus möglich, daß die Schlaf-Grand Mal schon länger bestanden.

Mit 20 Jahren traten tagsüber (häufiger als die Grand Mal) andere Anfälle auf, die nach
der Beschreibung und sechsmaliger Beobachtung in der Klinik eindeutige, hochdramatische
hysterische Anfälle waren. Der neurologische Befund war regelrecht. Psychisch wirkte der
Patient starr, unwendig, leicht verlangsamt. EEG: Generelle Dysrhythmie, mit Zwischenwellengruppen und eingestreuten steilen Abläufen.

Der Patient hatte seine Eltern und einen Bruder bei einem Bombenangriff verloren, wobei er miterlebte, wie der Mutter der Kopf abgerissen wurde. Bei Pflegeeltern aufgewachsen,
war er ständig auf der Suche nach einem „Elternhaus", nach mütterlicher Umsorgtheit und
Nestwärme. Nach seinen Worten hat er aber nie außerberuflich Kontakt gefunden, bis er ein
enges, ambivalentes Mutter-Sohn-Verhältnis zu einer 12 Jahre älteren Vermieterin entwickelte. Zu intimeren Beziehungen ist es mit dieser Frau nicht gekommen. Er heiratete
schließlich deren 16jährige Tochter, obgleich seine Bindung an die Mutter weiterhin vorherrschend war, „weil er des Alleinseins satt war". Das Ehepaar wohnt weiterhin bei den
Eltern der Frau. Im letzten Jahr entwickelte er eine Impotentia coeundi. Die Ehe ist steril.
Im Beisein der Schwiegermutter, auf dem Weg zur Arbeitsstelle, bekam er den ersten
hysterischen Anfall. Die nächsten traten ebenfalls nur auf, wenn er mit seiner Pflegemutter
allein war. In kurzer Zeit hatte er mehrere Arbeitsstellen durch die sich häufenden hysterischen Anfälle verloren. Er lebt jetzt zu Hause, von der Schwiegermutter umsorgt, während
seine Frau durch eigene Arbeit den Lebensunterhalt bestreitet.

Epikrise: Das Besondere dieses Falles ist die scheinbar strenge Trennung zwischen
epileptischen und hysterischen Anfällen, weil die Grand Mal nur im Schlaf vorkommen. Sie spielen im wachen Bewußtsein des Kranken praktisch keine Rolle. Sie werden auch nicht indirekt über familiäre oder soziale Konsequenzen wirksam. Allerdings
sind organisch-cerebrale Anfallsfolgen an den im Verlauf zunehmenden Einschränkungen psychischer Leistungen, besonders seiner Plastizität, ablesbar.

Demgegenüber stellen die hysterischen Anfälle für ihn und für die Umgebung
seine eigentliche Krankheit dar. Ihren Beginn nach mindestens zweijährigem Epilepsieverlauf kann man schwerlich in Zusammenhang mit der Einengung seiner psychischen
Ausdrucksmöglichkeit sehen, die erst jetzt, nach weiteren 4 Jahren, auffällig werden.

Die Entwicklung des Patienten zeigt schon vor Beginn aller Anfälle auffällige Züge: Die Unfähigkeit, mitmenschliche Beziehungen zu knüpfen, eine Selbstbezogenheit, die ihn isoliert und schließlich in eine Lebensangst führt.

Mit der infantil-erotischen Bindung an eine ältere Frau und besonders mit der ersatzartigen Heirat ihrer Tochter wurde seine neurotische Reifungsstörung immer deutlicher bis zu dem Endzustand, indem er in der „nicht so gemeinten" Ehe impotent wird und seine Stellung in der Familie schließlich als Kind einnimmt. Somit erreichte er mit den hysterischen Anfällen die vom Beginn an angestrebte mütterliche Umsorgtheit.

Fall 20: B. U. Die 21jährige Pfarrerstochter hatte seit 5 Jahren in Abständen von 3—4 Monaten epileptische Grand Mal, die sie am Morgen wegen körperlicher Abgeschlagenheit, gelegentlich wegen Zungenbisses oder Einnässens nachträglich realisierte. Aus ihrer Beschreibung blieb unklar, ob sie im Schlaf oder kurz nach dem Aufwachen auftraten.

Etwa 3 Jahre später begannen hysterische Anfälle bis zu einer halben Stunde Dauer: Sie wälzte sich hin und her, raufte die Haare, warf den Oberkörper vor und zurück. Dabei berichtete sie über Sehstörungen bis zur vorübergehenden Blindheit.

Die Patientin wurde uns wegen einer Gangstörung und Schmerzen am linken Bein überwiesen, die sich als hysterische Dysbasie entpuppten. Zu deren Lokalisation stellte sich heraus, daß sie Jahre vorher an diesem Bein eine Entzündung gehabt und danach gehinkt hatte. Das jetzige Symptom war nach der Darstellung der Patientin mit der Eröffnung entstanden, daß sie epileptische Anfälle habe. Auch in der Klinik beobachteten wir hysterische Anfälle, wobei sich jeweils im Anschluß daran die Dysbasie deutlich verstärkte.

Der neurologische Befund war regelrecht, ebenfalls die oszillographischen Untersuchungen am Bein. Psychisch fanden sich keine Symptome epileptischer oder hirnorganischer Wesensänderung. Die Patientin war differenziert, intelligent, fiel aber durch ihre infantile Wesensart und ihr affektives, prätentiöses Verhalten auf, sowie durch ihre Neigung zu übersteigerten Ansprüchen, die sich sowohl in der Art ihrer Zuwendung für den Mitpatienten, in ihrem geplanten Lebensziel wie auch in ihrer Lektüre ausdrückte. Sie las pädagogische und psychoanalytische Schriften, die sie demonstrativ auf ihrem Tisch aufbaute, ohne jedoch deren Inhalt auch nur annähernd zu verstehen.

Wach-EEG: Alphatyp, kein Herd, vereinzelte bilateral symmetrische Spike-wave-Komplexe. Schlaf-EEG: Häufige Gruppen mit frequenten Spike-wave-Komplexen. Röntgenologisch o.B. Wir diagnostizierten eine idiopathische Epilepsie mit Aufwach-Grand Mal.

Eine deutliche neurotische Fehlentwicklung hatte etwa ein Jahr vor Beginn der epileptischen Anfälle begonnen. Das aktuelle Thema war der Versuch einer Ablösung aus ihrer strengen, christlichen Erziehung im elterlichen Pfarrhaus. Sie hatte es nur zu einem unreflektierten Glauben gebracht, der eher als ein Gehorchen gegenüber dem Vater imponierte. Der religiöse Konflikt war daher untrennbar verbunden mit der Ablösung von der väterlichen Autorität. Ihre neurotische Lebensform äußerte sich in einem übersteigerten Lebensziel, dem faktisch der Abbruch des Schulbesuchs in Unterprima, fehlgeschlagene Versuche einer Ausbildung als Bibliothekarin und schließlich als Kindergärtnerin entgegenstanden.

Der Beginn ihrer epileptischen Anfälle fällt zusammen mit den ersten intimen sexuellen Beziehungen, wobei sie von da an ihre Stellung zu den Eltern als Lüge erlebt. Ihre späteren hysterischen Anfälle traten zunächst vorwiegend in Gegenwart ihres Verlobten auf, wurden von ihr als Konzeptionsangst interpretiert und führten schließlich zur Auflösung dieser Verlobung.

Epikrise: Auch diese Patientin zeigte schon vor der Manifestation ihrer Epilepsie eine neurotische Entwicklung. Diese Fehlentwicklung bestimmte geradezu das klinische Bild. Ihre hysterischen Symptome sind vielfältig, zeigen sich in Anfällen, Sehstörungen bis zur „Blindheit" und in einer Dysbasie. Darüber hinaus geht ihre Wesensart, ihr Verhalten ganz in jenem Bereich auf und zeigt gar keine Symptome einer sog. epileptischen Wesensänderung. Ohne den charakteristischen EEG-Befund mit Spike-

wave wären wir diagnostisch durchaus an der begleitenden Grand Mal-Epilepsie vor-
beigegangen.

Wiewohl wir nur die markanten Punkte der verschiedenen Symptommanifesta-
tionen kennen und keine zureichende tiefenpsychologische Einsicht gewinnen konnten,
läßt sich doch eine zeitliche Succession darstellen: „Im Anfang" steht ein neurotisch
verarbeiteter seelischer Konflikt der Ablösung ihrer Bindung an den Vater, der mit
den ersten sexuellen Beziehungen seine Zuspitzung erfährt. Er ist begleitet vom Beginn ihrer epileptischen Anfälle. Körperliche hysterische Symptome, die Dysbasie,
manifestierten sich anläßlich der Eröffnung, eine Epilepsie zu haben. Die späteren
hysterischen Anfälle, zunächst im Beisein des Verlobten, weckten die früheren hysterischen Symptome auf und führten schließlich zu der Auflösung jener Verlobung.
Ihrem übersteigerten Lebensziel korrespondierte entgegengesetzt ihr Unvermögen, sich
aus dem Elternhaus zu lösen.

Die angenommene zeitliche Succession einer sich verstärkenden hysterischen Symptomatik wird durch den EEG-Befund umgekehrt: Die Spike-wave verweisen auf den
Erkrankungsbeginn der Epilepsie in der Kindheit, wenn auch von Petit Mal nichts zu
erfahren war.

Fall 21: D. J. wurde uns 27jährig nach einem demonstrativen Suizidversuch überwiesen.
Seine Mutter, die er nicht kannte, war im dritten Reich wegen epileptischer Grand Mal in
eine Anstalt eingewiesen und im Rahmen der sogenannten Euthanasie umgebracht worden.

Der unehelich geborene Patient verlebte deshalb die Kindheit bei seinem Vater, der sich
verheiratete, als sein Sohn 5 Jahre alt war. Der Patient schilderte seine Beziehungen zum
Vater und zur Stiefmutter als kühl und lieblos. Seine Einstellung ist damit charakterisiert,
daß er den strengen, ja harten Vater für den Tod der Mutter verantwortlich machte: In
Kenntnis der Konsequenzen habe er die Mutter damals in die Anstalt gebracht. Danach sei er
aus schlechtem Gewissen Trinker geworden. Von der Stiefmutter sprach der Patient nur als
von der Pflegemutter. Er hat sie nie — auch als Kind nicht — als zur Familie gehörig akzep-
tiert.

Mit 17 Jahren wurde der aus Protest gegen den Vater alkoholabstinente Kranke auf
einem Winzerfest betrunken gemacht, wobei ihn Freunde überredet und ihm Schnaps in den
Wein gegossen hätten. Beim Aufstehen am nächsten Morgen hatte er den ersten großen generalisierten epileptischen Krampfanfall. Danach entwickelte sich eine typische Aufwach-
Grand Mal-Epilepsie. Jeweils morgendlichen crescendoartigen Serien von Impulsiv-Petit Mal
folgte ein großer epileptischer Anfall, etwa alle 1—3 Monate einmal. Im Stadium der Impulsiv-Petit Mal versuchte der Patient durch Kniebeugen, Auf- und Umherspringen die Anfälle zu unterdrücken, mit Ausnahmen erfolglos. Diese Prozeduren wirkten nach den Angaben der Angehörigen durchaus erheiternd.

Wegen der epileptischen Anfälle mußte er seine Berufsausbildung als Kellner abbrechen,
verlor auch teilweise nach mehrmonatiger Tätigkeit seine verschiedenen Arbeitsstellen als
Hilfsarbeiter. Derart immer wieder in die von ihm gehaßte Familie zurückgestoßen, erlebte
er deren Haltung ihm gegenüber als Verachtung.

Deshalb, und „damit alles besser werde", und er „eine Heimat finden" könne, heiratete
der 21jährige überstürzt, wobei er vom Regen in die Traufe geriet. Die Ehe mit einer debilen, in ihr Äußeres entfremdeten, innerlich leeren Frau mißlang. Sie drohte alsbald mit
Scheidung, kollaborierte mit allen Verwandten gegen ihn und nahm seine Krankheit „nicht
ernst".

Kurz nach der Geburt seines einzigen Kindes versuchte er zum ersten Mal, Suizid zu
begehen mit der nachträglichen rationalen Begründung einer Angst vor der Weitervererbung
seiner Epilepsie. „Wenn das Kind 4 Jahre alt wird, muß ich sowieso von zu Hause weg, um
ihm den Anblick meiner Anfälle zu ersparen." (Eine Begründung, wie er sie auch einmal zur
Entschuldigung der Anstaltseinweisung der Mutter durch den Vater vorbrachte.)

1957 wurde bei ihm wegen eines Seminoms (?) eine Semicastratio vorgenommen. „Die
Ärzte haben ja recht, Epileptiker zu kastrieren. Das hat auch Hitler getan."

Einen Monat danach bekam er den ersten hysterischen Anfall. Der eheliche Verkehr geschah seither nur selten, in monatlichen Abständen und nur „unter Schmerzen". 4 Monate später versuchte er den zweiten Suizid und wurde deshalb bei uns eingewiesen.

Die hysterischen Anfälle traten besonders dann auf, wenn einige Zeit keine epileptischen vorgekommen waren. Im Gegensatz zu den letzteren wurden diese von der Ehefrau als lebensbedrohlich aufgefaßt und hatten sie schon mehrfach den Pfarrer und die Familie zusammenrufen lassen, weil sie „befürchtete", er sterbe im nächsten Augeblick.

Bei dem Klinikaufenthalt des damals 27jährigen fanden wir neurologisch keinen krankhaften Befund, außer einer hysterischen Dysbasie. Er war leicht debil, bot keine Zeichen epileptischer Wesensänderung, jedoch ein Verhalten, das am treffendsten als Geltungsbedürftigkeit zu bezeichnen war. EEG: Während klinischer Impulsiv-Petit Mal Gruppen von Multi-Spike-wave.

Wir diagnostizierten eine hereditäre Epilepsie mit Aufwach-Grand Mal und Impulsiv-Petit Mal. Neben beiden Formen epileptischer Anfälle beobachteten wir mehrfach dramatische hysterische bis zu dreistündiger Dauer. Obwohl deren Intensität ebenso wechselhaft war wie die Ausprägung einzelner Anfallssymptome, läßt sich die Struktur der hysterischen Anfälle an einem Beispiel darstellen: Im Bett liegend, begann er zu stöhnen, raufte sich die Haare, strampelte, bohrte dann den Kopf nach hinten ins Kissen, den Körper zur Brücke hochschnellend. Sekunden so verharrend, fiel er dann zusammen und schlug wild um sich. Unter allmählicher Beruhigung begann dann der Anfall von neuem mit Stöhnen, Haare raufen und Hochschnellen in immerwährender Abwechslung. Manchmal schrie der Patient dabei durchdringend auf. Diese Anfälle waren von außen steuerbar. Es gelang aber nur einmal eine vollständige Unterbrechung.

Nach der Klinikentlassung war der Patient zu Hause 4 Wochen bettlägerig, mußte gefüttert und gepflegt werden und stand auch zur Verrichtung der Notdurft nicht auf. Immer häufiger hatte er „Tobsuchtsanfälle", besonders als ihn seine Frau schließlich ans Bett festband. Er wurde deshalb in eine andere Klinik eingewiesen. Dort diagnostizierte man die beschriebenen Anfälle als Hirndruckkrisen. Der Patient wurde deshalb mehrere Monate lang mit hoher Aufmerksamkeit behandelt und erhielt täglich Infusionen. Nach seiner Entlassung nach Hause versuchte er zum dritten Mal, Suizid zu begehen.

Er wurde deshalb erneut zu uns eingewiesen, wo wir die durch die intensive medikamentös-therapeutische Zuwendung zur Blüte gebrachten hysterischen Anfälle in ihrem Ausmaß reduzieren konnten. Zu Hause sistierten sie aber ebenso wenig wie die epileptischen. 2 Jahre später hatte sich an dieser Situation nichts verändert. Eine regelmäßige antiepileptische Therapie war bei dem Patienten nicht durchzusetzen.

Epikrise: 8 Jahre nach Beginn einer hereditären Epilepsie mit Impulsiv-Petit Mal und Aufwach-Grand Mal bekam der Patient hysterische Anfälle, die im Verlauf etwa alternierend neben den epileptischen hergingen: Je länger der Abstand vom letzten epileptischen Anfall, desto häufiger waren die hysterischen. Wie die vorige Patientin wäre auch dieser Kranke früher nicht als Epileptiker diagnostiziert worden. Er ist der Prototyp des „Psychopathen mit affektepileptischen Anfällen", des „Hysterikers mit epileptischen wie auch hysterischen Anfällen" oder des „Affektepileptikers, der ohne wesensmäßig Epileptiker zu sein, auch chronische epileptische Anfälle hat" (siehe Einleitung). Das Fehlen von Auren und jeglicher Symptome sog. epileptischer Wesensänderung trotz 15jähriger Krankheitsentwicklung, seine leichtsinnige, unbeständige, geltungsbedürftige Wesensart, seine Tendenz zur Demonstration (in den mißlungenen Suicidversuchen) hätten ihn früher als einen hysterischen Charakter bzw. als einen epileptischen Schwindler diagnostizieren lassen. Hier läßt sich die eklatante Ähnlichkeit der klinischen Befunde von CHARCOTs Hysteroepilepsie à crises combinées über die von BRATZ beschriebenen Psychopathen und KRAEPELINs „Hysterischen mit epileptischen Anfällen" bis zur Aufwachepilepsie (JANZ, 1953) aufzeigen. Auch zu der Hysteroepilepsie als Krankheitseinheit lassen sich Übereinstimmungen feststellen, so zu der Deutung von BINSWANGER: „Daß auf dem Boden der erblichen Degeneration eigentümliche Mischformen zustande kommen, bei denen von Beginn des Leidens an epileptische und hysterische Krankheitserscheinungen neben- und durcheinander sowohl die paroxysmellen als auch die interparoxysmellen Zustände beherrschen".

Zur Frage der Beziehung beider Anfallsarten ist mit diesen nosologischen Umgruppierungen wenig gewonnen. Wir führen sie an, um die Kontinuität der klinischen Beobachtungen durch die unterschiedliche Terminologie hindurch festzuhalten.

Bei unserem Patienten weist der Krankheitsverlauf trotz aller Besonderheiten eine strukturelle Ähnlichkeit mit den übrigen auf: Die Bedeutung der hereditären Belastung und die neurotische Verarbeitung des Verhältnisses zu den Eltern ist auch hier nicht zu trennen. Beide bestimmen die weitere Lebensgeschichte des Kranken. Erst vor diesem Hintergrund werden seine Versuche akzentuiert, diesem vermeintlich vorgezeichneten Schicksal zu entrinnen. Die Vergeblichkeit dieser Versuche dient dann nur der Bestätigung des Unvermeidlichen, sei es im Unterliegen bei der Anstrengung, den Anfall zu unterdrücken, sei es im Versagen, sich im Beruf, am Arbeitsplatz, in der Ehe zu behaupten oder Suicid zu begehen.

Die Art und Weise der jeweils scheiternden Bemühungen, sich selbst zu verwirklichen, charakterisiert die neurotische Lebensform, die in den entscheidenden Phasen, in der Stellung zu den Eltern, in der Gattenwahl, bei der Geburt seines Kindes durchsichtig wird. Ihre klinische Manifestation in hysterischen Anfällen nach einer Semicastratio ist damit längst vorbereitet. Es fällt geradezu schwer, den Beginn der epileptischen Anfälle als unabhängig von jenem neurotischen Konflikt zu sehen und ihn auf den Alkoholgenuß zu reduzieren. Gerade dieser hat ja eine erhebliche thematische Bedeutung, insofern die Alkoholabstinenz des Patienten gegen die Lebensweise des Vaters gerichtet war, dessen Trunksucht er zudem als schuldbewußte Reaktion auf die Mitwirkung bei der Tötung der Mutter interpretiert.

Fall 22: C. R.: Der Vater der 30jährigen Patientin leidet an einer Grand Mal-Epilepsie. Sie selbst hat seit 5 Jahren Anfälle. Schon in der Kindheit war sie auffällig durch häufige Angstträume, Dunkelangst. Sie hatte vom 14. bis zum 16. Lebensjahr schon einmal andersartige Anfälle bei erhaltenem Bewußtsein gehabt, die spontan sistierten und über deren Bild nachträglich nichts zu erfahren ist.

Als wir die Kranke kennenlernten, bot sie eine hysterische Dysbasie und häufige hysterische Anfälle wechselnder Intensität. Wir sahen diese Anfälle sich zweimal zum typischen Bild eines Arc de cercle steigernd. Einen dieser Anfälle konnten wir im EEG registrieren, wobei sich an dem regelmäßigen Alphagrundrhythmus nichts änderte, abgesehen von überlagernden Bewegungsartefakten, bis sich die Patientin die Haube abriß.

Der neurologische Befund war o.B. Psychisch fand sich keine epileptische oder organische Wesensänderung. Ganz im Vordergrund stand eine neurotische Entwicklungsstörung, in deren Mittelpunkt die nicht bewältigte Auseinandersetzung mit dem tyrannischen Vater. Die Patientin hatte zu ihm als Kind ein zärtliches Verhältnis, das in völlige Ablehnung umschlug. Aus der Anlehnung an eine ältere Freundin entwickelte sich damals eine manifest homoerotische Beziehung, die sich auch in der Klinik als aggressive Forderung auf die behandelnde Ärztin übertrug. Ihre hysterischen Anfälle traten jeweils nach einer unter schweren Gewissensbissen und Selbstvorwürfen vollzogenen Masturbation auf, die sie seit dem 14. Lebensjahr ausübte — oder aber auch bei einem unterdrückten Versuch.

Das Krankheitsbild stellte sich zunächst derart als ausgeprägte Hysterie dar. Anläßlich früherer Beobachtungen in anderen Nervenkliniken war ihre Erkrankung als Tetanie, als Epilepsie mit atypischen Anfällen, als Psychopathie mit Neigung zu funktionellen Störungen diagnostiziert worden: Je nachdem sich die Diagnose an den vielgestaltigen Anfällen, an ihrem Verhalten oder am EEG-Befund orientierte.

Weil früher einmal im Hirnstrombild subklinisch Spike-wave-Potentiale registriert wurden und der Vater epileptische Anfälle hatte, kontrollierten wir häufig das Hirnstrombild:

In zwei von 12 Ableitungen fanden wir ebenfalls subklinisch 3/sec-Spike-wave-Muster. Nach Provokation durch Schlafentzug konnten wir während der Ableitung manifeste Impulsiv-Petit Mal beobachten, die im Hirnstrombild von den charakteristischen Multi-Spike-wave-Mustern begleitet waren.

Jeder Versuch antiepileptischer Therapie mußte schon bei minimaler Dosierung abgebrochen werden, weil entweder eine allergische Reaktion auftrat, oder eine Verstimmung, oder Beschwerden, die einmal in einen offensichtlich demonstrativ angelegten Suizidversuch mündeten.

Epikrise: Noch deutlicher als in den beiden vorigen Fällen bestimmt hier eine neurotische Entwicklung mit hysterischen Symptomen den Krankheitsverlauf und das klinische Bild. Die begleitende Impulsiv-Petit Mal-Epilepsie war von der Kranken gar nicht als auffällig realisiert, zumal die Anfälle nur selten und immer abhängig von vorangegangenem Schlafdefizit vorkamen.

Allein die Kenntnis der Epilepsie des Vaters veranlaßte überhaupt die EEG-Ableitungen, die dann nur durch Provokation mit Schlafentzug eine manifeste Impulsiv-Petit Mal-Epilepsie aufdeckten. Es bleibt deshalb unklar, welche Form von Anfällen vorangegangen war.

Wegen des EEG-Befundes mit 3/sec-Spike-wave und Multi-Spike-wave kann angenommen werden, daß auch hier der Erkrankungsbeginn in der Kindheit zu suchen ist. Andererseits sind die hysterischen Anfälle nur ein spätes Symptom der neurotischen Entwicklung. Das Problem des Nebeneinander beider Anfälle stellt sich hier schon vor diesen klinischen Symptomen als Nebeneinander einer neurotischen Entwicklung und einer „latenten" Epilepsie. Damit ist aber nicht mehr zu entscheiden, ob das eine auf das andere eingewirkt hat.

Fall 23: E. O.: Die 25jährige Kranke hat seit dem 7. Lebensjahr pyknoleptisch-indifferente Absencen bis 100 pro Tag. Dabei unterbricht sie ihre jeweilige Tätigkeit für wenige Sekunden, starrt vor sich hin und ist dann plötzlich wieder „da".

Bis zum 12. Lebensjahr bestand eine Enuresis nocturna. Der neurologische Befund war immer normal. Bei auswärtigen Klinikaufenthalten war jeweils die Diagnose eines Milieuschadens oder einer haltlos-psychopathischen Persönlichkeit gestellt worden.

Ein Jahr vor der Klinikaufnahme bei uns begannen große Anfälle: Von einem Globusgefühl im Hals, Herzklopfen, Angst und einem Gefühl linksseitiger Versteifung eingeleitet, blähte sie ihre Backen auf, schlug dann unkoordiniert um sich und ließ sich hinfallen.

Die Patientin imponierte als infantile, unselbständige, affektiv unausgeglichene Persönlichkeit mit einer Neigung zu übertriebenen Trotzreaktionen, zu kindlich-albernem Verhalten, jedoch ohne Symptome intellektuellen Abbaus. EEG: Während mehrfach abgeleiteter indifferenter Absencen regelmäßige bilateral symmetrische 3—4/sec-Spike-wave-Muster.

Die Patientin lebt in grotesken häuslichen Verhältnissen. Aus einer mitteldeutschen Stadt war sie 1945 nach Westdeutschland gekommen. Die Familie lebt allein von der Pension des Vaters, die im wesentlichen dem Essen geopfert wird. Die Wohnungseinrichtung besteht aus den 1945 als Flüchtlingshilfe überlassenen Strohsäcken, Kisten und Lumpen, ohne daß auch nur der Versuch einer Änderung unternommen würde. Der gesamte Lebensinhalt der Familie besteht in dem aussichtslosen Kampf um eine KB-Rente für die Patientin, deren idiopathische Epilepsie im Krieg begann, und aus dem Beklagen des Unrechts, welches der Tochter durch die Verweigerung dieser Rente zustoße. Die Kranke selbst geht ebenfalls völlig in dieser Haltung auf und hat keinerlei Vorstellungen von einer weiteren Zukunft, die ihr auch von den Eltern nicht zugebilligt wird. Mehrere Ansätze zu einer Berufsausbildung sind von den Eltern zerschlagen worden. Seit über 5 Jahren hat sie denn auch keinen entsprechenden Versuch mehr unternommen.

Epikrise: Zu den pyknoleptischen indifferenten Absencen der Patientin gesellten sich große hysterische Anfälle. Auch in diesem Krankheitsverlauf kombinieren sich

nicht nur die heterogenen Anfälle. Schon vor dem Beginn der Epilepsie bestand eine
Enuresis nocturna. Indem für die Familie die Zeit bei 1945 faktisch stehen geblieben
ist, eröffneten sich für die Kranke keine Möglichkeiten der Verselbständigung. Im
Gegenteil dient gerade ihre Erkrankung als einziges, vermeintlich wirksames Argument, erlittenes Unrecht zu demonstrieren, womit das Festhalten am Status quo zum
Lebensinhalt dieser Familie geworden ist. Dieser Fixierung wird die Patientin geradezu geopfert. Das Auftreten der hysterischen Anfälle auf diesem Hintergrund ist evi-
dent, wenn wir auch keine Möglichkeit zu einer näheren Klärung hatten. Die Eltern
kamen nie in die Klinik, so daß wir nicht einmal die Möglichkeit ausschließen konnten, daß ein Elternteil eventuell psychotisch war — ein wegen der grotesken häuslichen Situation naheliegender Gedanke.

Fall 24: V. B.: Bei der 57jährigen Patientin verfügen wir ausnahmsweise über keine vollständige eigene Anfallsbeobachtung. Wir kennen sie nur aus einer ambulanten Untersuchung.
Trotzdem ist die Mitteilung durch günstige Umstände gerechtfertigt. Einmal ist die Patientin
über ein Jahrzehnt von BUMKE wegen ihrer Epilepsie behandelt worden — dessen Darstellungen uns vorlagen. Zum anderen wurden ihre Anfälle in den letzten 15 Jahren häufig vom
Hausarzt beobachtet, wie auch von einer Krankenschwester, mit der die Patientin seit über
einem Jahrzehnt allein zusammenlebt.

Die Kranke berichtet von einem sekundendauernden „Wegbleiben", das in der Vorschul-
zeit begann, täglich häufig vorkam, bis mit 17 Jahren der erste Anfall von Bewußtlosigkeit
mit Zungenbiß und Einnässen erfolgte. Während die Häufigkeit der kleinen Anfälle allmählich nachgelassen habe, seien letztere 2—3mal im Monat, immer nur nach dem morgendlichen
Aufstehen aufgetreten, bis sie seit der Behandlung durch BUMKE (0,3 Luminal pro Tag) nach
fast zehnjährigem Verlauf verschwanden. Etwa gleichzeitig seien auch die Petit Mal ausgeblieben.

Die Patientin hatte also eine Epilepsie mit pyknoleptischen Petit Mal, später mit Aufwach-Grand Mal, die unter massiver Luminalbehandlung sistierten.

In den letzten 15 Jahren, nach ca. 15jährigem Intervall, traten bei angeblich gleichblei-
bender regelmäßiger Behandlung fast monatlich ausschließlich hysterische Anfälle auf: Sie be-
ginnt zu zittern, zu jammern, bis ihr wie im Schüttelfrost die Zähne klappern und das Jammern in ein immer lauteres Heulen übergeht. Dabei sinkt sie zu Boden. Das Zittern steigert
sich zu unkoordiniertem Umsichschlagen. Das Heulen wird lauter und ruft die Nachbarschaft
zusammen. Sie wehrt sich gegen Festhalten, bäumt sich auf, trifft beim Umsichschlagen andere.
Dann hört das Heulen auf. Sie schnellt am Boden herum. Ihr Aufbäumen steigert sich, bis sie
nur noch als Brücke auf Kopf und Fersen ruht im typischen Arc de cercle. Danach ebbt der
Anfall schnell ab, um sich nach Minuten oder Viertelstunden wieder zu steigern zum Vollbild des großen hysterischen Anfalls. Diese Anfälle dauern regelmäßig mehrere, bis zu 10 Std.
Sie können sofort durch heftiges Anrufen für kurze Minuten unterbrochen werden. Gleich-
zeitig hat man den Eindruck, daß die Unterbrechung dann zur schnelleren Kulmination des
Anfalls führt.

Neurologisch o.B. Psychisch: Differenzierte, intelligente Patientin mit vollendeten Um-
gangsformen, keinerlei Symptome epileptischer oder hirnorganischer Wesensänderung. Zu
unserer Überraschung (da wir zunächst nur die Anfälle der letzten 15 Jahre geschildert bekamen) zeigten sich im Hirnstrombild häufige paroxysmale Gruppen von 4—10 sec Dauer mit
irregulären, bilateral symmetrischen Spike-wave-Potentialen. Die Patientin hörte dabei plötzlich mit der Hyperventilation auf, blickte starr vor sich hin. Bei längerer Dauer von über
6 sec konnten wir auch ein rhythmisches Flattern der Augenlider sehen. Wenngleich sie während dieser Petit Mal nicht ansprechbar war, hatte die Patientin keinen der Anfälle bemerkt.
Die pyknoleptischen Petit Mal sistierten demnach keineswegs, sondern waren nur von der
Patientin nicht mehr wahrgenommen worden.

Epikrise: Die Kranke schildert ihre Epilepsie mit täglich gehäuften Petit Mal und
mit Grand Mal vom Aufwachtyp als ein seit über 30 Jahren abgeschlossenes Kapitel.
Die jetzige Krankheit, die hysterischen Anfälle der letzten 15 Jahre, haben für sie

„damit nichts zu tun", weil ein anfallsfreier Zeitraum von mindestens 15 Jahren dazwischenliegt. Demgegenüber erweist der EEG-Befund eine Kontinuität. Sie hat noch immer klinisch manifeste pyknoleptische Petit Mal, die sie allerdings nicht mehr bemerkt.

Wir kennen eine Reihe von Patienten mit Pyknolepsie und damit kombinierten Grand Mal, die von ihren kleinen Anfällen nichts oder nichts mehr wissen. Dabei handelt es sich nicht etwa um sogenannte „latente" Epilepsien mit Spike-wave-Komplexen im Hirnstrombild, sondern um Patienten mit sichtbaren Petit Mal, die vom Kranken nicht bemerkt werden. Wesentlich ist dabei, daß dieses Nichtbemerken nicht nur für einen oder den anderen Anfall gilt, sondern für alle. Das Phänomen ist unabhängig von der Dauer des klinischen Petit Mal. Das Nichtwissen muß demnach vom Kranken selbst her verstanden werden im Sinne einer Verdrängung.

Wie in den vorigen Fällen machen für die Patientin die hysterischen Anfälle die Krankheit aus. Die psychischen Hintergründe dieses Wandels kennen wir nicht. Eindeutig ist nur aus dem von ihr getroffenen Arrangement ablesbar, daß sie sich in der Sozietät nicht einordnen kann, es sei denn als deklariert Kranke. Mit der Anstellung einer Krankenschwester legitimiert sie ihr Kranksein nach außen und schafft sich auch im Privaten den zur Hilfe verpflichteten, weil bezahlten Partner, den sie als Alleinstehende sonst nicht hätte. So arrangiert sie selbst den Rahmen, in dem sie auf diese Weise krank sein kann. Sie kam denn auch nicht mehr zu uns, nachdem wir ihr das Weiterbestehen ihrer Epilepsie eröffnet und dies mit einem Vorschlag der Behandlung verbunden hatten.

Fall 25: H. B.: Der Patient hatte bis zum 35. Lebensjahr mehrere Schübe einer Lungentuberkulose, wegen derer er jeweils monatelang in Heilstätten behandelt wurde. Seine erste Frau verstarb an Tuberkulose. In der zweiten Ehe entwickelte er sich zum Potator. Mit 43 Jahren bekam er anläßlich einer ehelichen Auseinandersetzung den ersten hysterischen Anfall, ein Jahr später den zweiten, als er betrunken seine Frau verdächtigte, ihn zu betrügen. Er sank zu Boden, schnellte hoch wie ein Fisch, wehrte sich gegen Festhalten, tobte, drängte zum Fenster, im ganzen 3 Std lang. In der Folge wurden diese Anfälle häufiger, jeweils unter Alkoholeinfluß und immer bei häuslichem Streit. Einige Male endeten sie in einer hysterischen Stummheit, die sich kundgab, indem er „keinen Ton" herausbrachte und sich ständig auf den Hals deutete. Seit dem zweiten Anfall entwickelte er eine immer unsinnigere Eifersucht, die sich wie auch die hysterischen Anfälle zuspitzte, als seine Frau regelmäßig zu ambulanter Bestrahlung eines Mammacarcinoms eine Klinik aufsuchen mußte. In dieser Zeit — mit 48 Jahren — traten dann nachts im Schlaf in mehrmonatigen Abständen typische epileptische Grand Mal auf, mehrfach als Serien. Dabei war er bewußtlos, tief cyanotisch, zuckte symmetrisch mit den Extremitäten, biß sich auf die Zunge und näßte ein. Er selbst wußte davon nur durch die morgendliche Erschöpfung.

Mit 51 und 53 Jahren wurde er stationär untersucht, wobei wir sowohl die hysterischen Anfälle als auch die Schlaf-Grand Mal beobachten konnten. Bei normalem neurologischem Befund fand sich eine läppische, flache Euphorie. Er wirkte äußerlich verwahrlost, keine epileptische Wesensänderung. EEG: Leichte generelle Dysrhythmie.

Nach dem Tod der zweiten Frau, ein Jahr vor dieser letzten Klinikaufnahme, versuchte er, sich mit Schlaftabletten umzubringen. Im weiteren verwahrloste er zunehmend und starb 5 Jahre später im Koma hepaticum.

Epikrise: Nach der Entwicklung zum Trinker entstand bei dem Patienten ein Eifersuchtswahn. Seine hysterischen Anfälle gingen 5 Jahre lang dem Beginn einer Epilepsie mit Schlaf-Grand Mal voraus.

Fälle wie dieser waren in der Auseinandersetzung über die Hysteroepilepsie besonders umstritten. BRATZ nahm sie z.B. für eine zufällige Entwicklung „wenn ein

Hysteriker durch Alkohol, Lues u.a. später eine Epilepsie acquiriert". KRAEPELIN
hingegen hielt die habituelle Epilepsie der Trinker , „der sich öfter hysterische Zufälle
anschließen", für nichts anderes als eine Erscheinungsform der Hysterie und distan-
zierte sich von der Erklärung, daß sich bei epileptisch Veranlagten durch den Alkohol
die Epilepsie manifestiere. Die Entwicklung von hysterischen zu epileptischen Anfällen im Verlauf wurde sonst durchweg als zufällig aufgefaßt.

Gerade unser Fall zeigt aber das Ungenügen solcher kausalätiologischer Interpretationen gegenüber dem Gesamtverlauf. Im vorliegenden Verlauf ist eine Beantwortung der Frage nach Bedingtheiten zwischen hysterischen und epileptischen Anfällen
schon deshalb müßig, weil beide Anfallsarten in dieser verwickelten und deletären
Krankengeschichte nur einen kleinen Platz einnehmen. Im Trinken, in der Eifersucht
und den hysterischen Anfällen, die in aktuellen Situationen zusammentreten, läßt sich
schon deskriptiv eine erhebliche Beziehungsstörung zur Ehefrau ablesen, auch wenn
der zugrunde liegende Konflikt unbekannt bleiben mußte. Auf dem Höhepunkt der
dann eindeutig wahnhaften Eifersucht, der zeitlich mit der Bestrahlungsbehandlung
der Frau wegen eines Mammacarcinoms zusammenfällt, begann die Grand Mal-
Epilepsie. Als die Frau starb, versuchte der Patient sich umzubringen.

Gegenüber den kausal-ätiologischen Deutungen der Beziehung zwischen hysterischen
und epileptischen Anfällen fordert diese Krankengeschichte geradezu auf, auch die
Epilepsie in Abhängigkeit von der sich zuspitzenden biographischen Entwicklung zu
sehen. Bei dem erheblich zunehmenden Persönlichkeitsabbau des Kranken war eine
weitere Klärung dieser Frage allerdings nicht möglich.

Die bisher dargestellten Fälle folgten dem Prinzip, nur diagnostisch eindeutig ge-
klärte Anfälle wiederzugeben.

Ein wichtiges Ergebnis der früheren Hysteroepilepsie-Diskussion war aber gerade
das zunehmende Wissen um nicht differenzierbare Anfälle. Sie dienten damals der
Begründung einer mehr oder weniger selbständigen nosologischen Zwischen- oder
Mischform. Diese wurde letztlich aber zum „bequemen Sammeltopf unklarer Anfälle"
und gab so das Hauptargument dafür ab, Hysteroepilepsie als Diagnose zu verdam-
men. In der damaligen Situation wirkte die Kasuistik von BRATZ klärend, weil er
nachweisen konnte, daß die diagnostische Unsicherheit bei seinen Fällen nur eine vorübergehende war, bis der Krankheitsverlauf schließlich immer eine Einordnung in
reine Hysterie, reine Epilepsie oder in ihr Nebeneinander gestattete.

Mit den folgenden beiden Fällen soll gezeigt werden, daß jene diagnostische Unklarheit heute ebenso bestehen kann, wenn auch unter anderem Aspekt.

Fall 26: S. Sch.: Nach einer zunächst unauffälligen Entwicklung bis zum 6. Lebensjahr erlitt
er die Strapazen eines Internierungslagers, wo er mit ansehen mußte, wie seine Mutter mehrfach von betrunkenen Soldaten vergewaltigt wurde.
Seine folgende Entwicklung stand völlig im Zeichen einer Fehlerziehung bei wechselnden
„Eltern": Zunächst der eigenen Eltern, deren Ehe wegen Tätlichkeiten des Vaters gegen seine
Frau schließlich geschieden wurde. Der Patient verlebte dann 2 Jahre im Waisenhaus, dann
1 Jahr bei Pflegeeltern, wo er „mit der Peitsche" erzogen worden sei. Mit 11 Jahren kam er
zum Vater, der inzwischen wieder geheiratet hatte. Seine Situation verschlechterte sich. Wegen der Mißhandlungen, Schläge mit der Hundepeitsche und der Schippe, wurde er gericht-
lich der Mutter zugesprochen, die ebenfalls wieder geheiratet hatte. Ihr Mann war ein jäh-
zorniger Trinker, der dem Vater keineswegs nachstand, und der sowohl den Patienten als
auch seine Frau mit Schlägen traktierte und sie mit Stuhlbeinen und dem Messer bedrohte.
In der ganzen Zeit hatte der Kranke eine enge Beziehung zur Mutter bewahrt und suchte
sie gegenüber den tätlichen Bedrohungen ihres zweiten Mannes häufig in Schutz zu nehmen.

Sein erster Anfall kündigte sich bereits zwei Tage vorher an: Direkt nach einer Auseinandersetzung der Eltern entstand bei ihm ein andauerndes, im Schlaf sistierendes Zittern und Zucken der rechten Hand. Als er sich zwei Tage später in ein neuerliches Handgemenge der Eltern stürzte, um seine Mutter zu schützen, wurde er von dem Stiefvater verhauen, floh aus dem Haus und fiel auf der Straße wild um sich schlagend zusammen. In der Folge hatte er täglich diese Anfälle und wurde in eine Klinik eingewiesen, wo man große hysterische Anfälle diagnostizierte.

Mit 21 Jahren nahmen wir den Patienten stationär auf. Er hatte seit 2 Jahren häufiger Anfälle, oft in Serien, die schon in verschiedenen Nervenkliniken beobachtet und als hysterische diagnostiziert waren. Nur einmal ließ sich anläßlich eines EEG-Befundes, einer temporobasalen Dysrhythmie mit steilen Wellen beiderseits, eine Kombination mit epileptischen Anfällen erwägen, für die aber bis dahin sonst kein klinischer Anhalt bestand.

Trotz häufiger, zum Teil täglich mehrfacher Anfallsbeobachtung während seines 4monatlichen Aufenthaltes in unserer Klinik 1959 war es uns nicht möglich zu entscheiden, ob alle beobachteten Anfälle hysterische waren oder ob nicht einige davon auch epileptische Grand Mal gewesen sind.

Die Schwierigkeit der Differentialdiagnose ist in diesen Fällen besonders bemerkenswert, weil sie sich hier trotz häufiger Beobachtung zwischen hysterischen Anfällen und epileptischen Grand Mal stellt, eine Differentialdiagnose, die gewöhnlich unproblematischer ist als bei hysterischen und psychomotorischen Anfällen. Deshalb sollen die Anfallsbilder dargestellt werden.

Vom Kranken wurden die Anfälle nicht unterschieden. Bereits eine halbe Stunde vorher klagte er über eine Unruhe und Angst, verspürte einen Brechreiz und bitteren Geschmack im Mund „gerade wie von Erbrochenem". Sowohl die Dauer dieser Empfindungen als auch ihre gegenständliche Prägnanz heben sie von einer epileptischen Aura epigastrischer oder gustatorischer Art deutlich ab. Es fehlte völlig die für letztere so charakteristische Unbestimmtheit, die Unvergleichbarkeit mit einem wirklichen Brechreiz oder Geschmack.

Der darauf folgende Anfall bietet heterogene Bilder: Die überwiegende Zahl ließ keinen Zweifel an großen hysterischen Anfällen: Eine Anfallsserie begann etwa mit dem Anwinkeln der Arme, die der Patient ganz rasch — einem Flügelschlagen vergleichbar — nach seitlich und über der Brust zusammenschlug. Die Daumen rieben dabei stets an den Fingerspitzen entlang. Nach einer halben bis zu einer Minute bäumte sich der Körper hoch von der Unterlage und verharrte im typischen Arc de cercle nur noch auf dem zurückgebogenen Kopf und auf den Fersen. Während der ganzen Zeit wechselte heftige Hyperventilation mit einem Luftanhalten. Er wurde hochrot im Gesicht, hielt die Augen geschlossen und preßte die Lider zusammen, beim Versuch sie zu öffnen. Die Pupillenreaktion auf Licht war immer erhalten. Die Anfälle kamen in 5minütigem An- und Abflauen, konnten sich bis zum Hin- und Herwerfen, bis zum Toben steigern, wobei dann mehrere Personen den Patienten nicht festhalten konnten. Durch energisches Zureden waren sie in jeder Phase für höchstens 2—3 min zu unterbrechen.

Der Anfall war aber doch abwechslungsreicher, weil bestimmte Attribute auch fehlen oder exzessiv gesteigert sein konnten. Das Hirnstrombild während solcher Anfälle wurde kontinuierlich von oft rhythmischen Bewegungsartefakten überlagert. In den beurteilbaren kurzen Kurvenstrecken war das Hirnstrombild flach. Krampfpotentiale fehlten.

Daneben traten wesentlich seltener andere Anfälle auf, die wir klinisch für epileptische Grand Mal hielten. Einen sahen wir isoliert und 6 hintereinander in statusartiger Häufung. Bei dem ersten stürzte er zu Boden, bei letzteren lag er schon im Bett. Die Augen waren jeweils offen, die Pupillen lichtstarr, das Gesicht bläulich-rot verfärbt, der Körper steif gestreckt. Nach einer Minute begannen symmetrische klonische Zuckungen der Arme, Speichel trat vor die Lippen. Zungenbiß oder Einnässen erfolgte nie. Wir konnten diese Anfälle leider nicht im EEG registrieren, leiteten aber direkt nach den sechs aufeinanderfolgenden Anfällen ab, wobei überraschenderweise ein regelmäßiges Alpha-EEG imponierte, ein Befund, der sich mit einem gerade zu Ende gegangenen Grand Mal-Status schwer vereinen ließ. So hatten wir letztlich doch Bedenken, ob diese klinisch als Grand Mal imponierenden Anfälle tatsächlich epileptische Anfälle waren. Dazu kam, daß wir andere Anfälle sahen, bei denen einige Symptome, z. B. die klonischen Zuckungen, fehlten. Mehrfach war auch die Pupillenreaktion erhalten.

Der neurologische Status war immer regelrecht. Neben dem erwähnten Befund im Anfalls-EEG fanden wir im Intervall mehrfach eine fokale Dysrhythmie mit steilen Wellen temporobasal beiderseits. EEG und beiderseitige Carotisangiographie waren normal. Psychisch imponierte der Patient als infantile, anlehnungsbedürftige Persönlichkeit, durchschnittlich begabt, etwas umständlich und langsam.

Epikrise: Die Diagnose der hysterischen Anfälle ist aus der klinischen Beobachtung gesichert. Sie wird durch das Anfalls-EEG bestätigt. Auch der zugrunde liegende Konflikt und die Situation des ersten Auftretens sind durchsichtig.

Die Diagnose der epileptischen Anfälle ist hingegen schwächer unterbaut. Zwar sahen wir Anfälle, die am ehesten Grand Mal waren, die aber auch in geringerer Ausprägung vorkamen und dann nicht sicher diagnostisch eingeordnet werden konnten. Die sich daraus ergebenden diagnostischen Zweifel wurden durch ein regelmäßiges Alpha-EEG nach statusartiger Häufung dieser Anfälle verstärkt. Andererseits paßte das Intervall-Hirnstrombild sonst gut zur Annahme epileptischer Anfälle. Dieser Befund war jedoch schon zu einer Zeit registriert worden, in der nur die hysterischen Anfälle bekannt waren.

Zum gleichen Thema diagnostischer Unklarheit können wir auf eine von Ruffler (1957) aus der Heidelberger Nervenklinik veröffentlichte Krankengeschichte zurückgreifen.

Fall 27: J. H.: Die Patientin hatte seit dem 18. Lebensjahr Anfälle, wegen derer sie von 1950—1952 zwischen dem 37. und 39. Lebensjahr dreimal stationär beobachtet wurde. Trotz häufiger Anfallsbeobachtungen konnte letztlich keine eindeutige Diagnose gestellt werden. Die Abschlußdiagnosen schwankten zwischen: funktionelle und klimakterische Beschwerden, funktionelle und epileptische Anfälle, hysterische und epileptische Anfälle.

Die von Ruffler wegen der differentialdiagnostischen Unklarheiten ausführlich geschilderten Anfallsbilder lassen für die überwiegende Zahl eindeutig die Diagnose hysterischer zu. Sie verliefen mehrfach unter dem klassischen Bild eines Arc de cercle. Während eines solchen Anfalles blieb das Hirnstrombild unverändert normal, abgesehen von der Überlagerung von starken Wackel- und Schluckartefakten.

Einige Anfälle wurden hingegen beobachtet, deren Bild uns epileptische Anfälle wahrscheinlich machte. Die stehende Patientin drehte den Kopf, dann den Rumpf nach links, drehte sich einmal um sich selbst und schlug nach rückwärts mit dem Kopf auf den Boden auf. Auf dem Rücken liegend streckte sich der Körper. Sie war nicht ansprechbar, apnoisch und zuckte rhythmisch mit den Armen und im Gesicht. Der Anfall dauerte nur 10 sec. Dann wälzte sie sich etwas zur Seite, faßte nach dem Schuh des Untersuchers. Kurz darauf stand sie auf und bekam den zweiten Anfall, der dem ersten völlig glich. Nach dem zweiten versuchte sie sich aufzurichten, würgte wie zum Erbrechen und war dann wieder ansprechbar. Sie gab an, kurz vor den beiden Anfällen jeweils ein Schwindelgefühl gehabt zu haben.

Außerdem kamen andere Anfälle vor, ebenfalls mit einer initialen Linksdrehung des Kopfes, deren Ablauf jedoch keine eindeutige Diagnose zuließ.

Eine besondere Akzentuierung erfährt das Krankheitsbild aus der Familienanamnese. Zwillingsgeschwister von ihr starben „in der Wiege" an Krämpfen, ebenfalls ein Bruder. Auch die Tochter der Kranken hatte mit 2½ Jahren epileptische Anfälle, an denen sie im Status 14jährig verstarb.

Neuropathologische Befunde waren nie nachzuweisen. Psychisch wirkte die Patientin zunächst unauffällig. Sie bot keinen Anhalt für eine epileptische Wesensänderung, 2 Jahre später zeigte die 39jährige eine auffallende Verlangsamung im Denken, eine Weitschweifigkeit und Umständlichkeit. Im Rorschach-Test wurde eine „epileptische Demenz" diagnostiziert. Röntgenologisch bestand ein Turmschädel.

12 Jahre später sahen wir die 51jährige Patientin wieder, als sie in der Medizinischen Klinik wegen einer Magenblutung aufgenommen war. Sie hatte weiterhin die bei ihr schon bekannten großen hysterischen Anfälle, die während einer Untersuchung zweimal auftraten,

ebenfalls hysterische Anfälle, die mit einer Linksdrehung des Kopfes einhergingen. Der Ehemann berichtete darüber hinaus Anfälle, die denen völlig glichen, die wir damals als epileptische erwogen hatten. Während die ersteren in ihrer Intensität und Symptomatik sehr wechselten, war das Anfallsbild der letzteren durch alle Jahre konstant geblieben. Wir konnten während einer Hirnstromableitung wiederum einen klassischen hysterischen Anfall beobachten. Er wurde eingeleitet durch ein extremes Schielen und durch eine Verkrampfung der linken Hand. Er imponierte sonst genau wie die vorhergehenden hysterischen Anfälle. Im EEG war der Kurvenablauf plötzlich von Muskelpotentialen derart überlagert, daß während der gesamten Anfallsdauer keine hirnelektrischen Potentiale zu erkennen waren.

Epikrise: Nahezu identisch mit dem vorhergehenden Fall bestanden sichere hysterische Anfälle. Außerdem kamen Anfälle vor, die den erheblichen Verdacht auf epileptische erweckten. Es waren aber auch andere Anfälle zu beobachten, deren Differentialdiagnose nicht möglich war, bei denen nur Rudimente epileptischer Anfälle beobachtet wurden, während der Gesamtablauf mehr den hysterischen glich.

RUFFLER konnte darlegen, daß alle Anfälle dieser Patientin biographisch determiniert waren — ungeachtet des wechselnden Anfallsbildes. Wenn RUFFLER die Diagnose offen ließ und gerade wegen der dignostischen Unklarheit diese Patientin zur Darstellung wählte, so zeigt dies eindrücklich, daß durch ein biographisches Verständnis der Anfallsdeterminierung keine diagnostischen Kriterien der Anfallsunterscheidung hinzukommen. Auf dem Boden biographischer Zusammenhänge wird eine solche Unterscheidung fruchtlos.

Für unser Thema ist RUFFLERs Untersuchung eine wesentliche Ergänzung, weil sie alle Anfälle der Patientin einbeziehend in konsequenter Vernachlässigung der strittigen Diagnostik ihren biographischen Stellenwert beweist und damit das „medizinische Krankheitsbild" in Hinsicht auf die Person des Kranken und seine Geschichte relativiert. Weil sich 12 Jahre später herausstellte, daß die Patientin sowohl psychomotorische wie auch hysterische Anfälle hat, gilt also jene Relativierung für beide Anfallsformen. Wegen RUFFLERs Verzicht auf die Anfallsdiagnostik wird seine Interpretation auch keineswegs eingeschränkt, wenn wir heute seine diagnostischen Überlegungen zur Abgrenzung gegen Epilepsie nicht mehr teilen können. So spricht z.B. die Häufung von *symptomatischen* Epilepsien bzw. epileptischer Anfälle in der Familie keineswegs gegen die Annahme einer hereditären Belastung.

Diskussion

a) Die Fakten der klinischen Beobachtung

An diesen 12 Krankengeschichten ließen sich die wesentlichen Gesichtspunkte darstellen, die seit CHARCOTs Systematisierung verschiedener Formen von „Hysterie und Epilepsie" diskutiert wurden. Die in unserer Einleitung ausgeführte Entwicklung, insbesondere die Kontinuität der klinischen Beobachtung über Kombinationen von hysterischen und epileptischen Anfällen ließ sich damit kasuistisch belegen.

Die Meinung, daß solche Anfallskombinationen nicht existierten, diagnostisch irrelevant seien oder sich mit psychomotorischen Anfällen identifizieren ließen, erwies sich als nicht haltbar.

Vielmehr konnten wir die erst in neuester Zeit von einzelnen Autoren (s. Einleitung) wieder erwähnte Tatsache einer solchen Anfallskoexistenz bestätigen und über die nur drei aus den letzten 20 Jahren publizierten Einzelfälle hinaus weiteres Material vorlegen.

Die frühere diagnostische Zuordnung konnten wir — wie folgt — mit den heute geltenden diagnostischen Kriterien vergleichen:

Eine Übereinstimmung der klinisch zu beobachtenden Fakten bis zur alten Hysteroepilepsie à crises distinctes ließ sich an Fall 17 zeigen. Auch die Krankheitsverläufe 16—19 entsprechen der Beschreibung, daß hysterische Anfälle sich der vorangehenden chronischen Epilepsie zugesellen. Der umgekehrte Verlauf wird durch Fall 25 repräsentiert.

Diese fünf Patienten litten an reinen oder mit psychomotorischen Anfällen kombinierten Grand Mal, die ohne tageszeitliche Bindung oder aber im Schlaf auftraten. Die bei ihnen bestehenden psychischen Symptome einer Persönlichkeitsänderung entwickelten sich im Krankheitsverlauf in Richtung auf die sogenannte epileptische Wesensänderung hin.

Auch die Kontinuität *der* klinischen Beobachtungen, die mit der alten Hysteroepilepsie à crises combinées ihre erste Benennung gefunden hatten, und sie sich über die Affektepilepsie bis zur Kombination hysterischer Anfälle mit Aufwachepilepsie verfolgen ließen, konnten speziell an einem Fall (21) dargelegt werden. Dem lassen sich die weiteren Beobachtungen 20—24 an die Seite stellen. Diese Patienten hatten isoliert Grand Mal vom Aufwachtyp, altersgebundene pyknoleptische Petit Mal oder Impulsiv-Petit Mal bzw. eine Kombination dieser Anfallsformen.

Über die Art der altersgebundenen epileptischen Anfälle und die Verlaufsform der Grand Mal als Aufwachepilepsie hinaus (die nach JANZ eine einheitliche biologische Verlaufsgruppe bilden) entsprach die Wesensart dieser Kranken recht genau der älteren Literatur bei „Hysterikern" beschriebenen. Sie entsprechen völlig KRAEPELINS Beobachtung von epileptischen Anfällen bei Hysterikern, bei denen er ebenfalls hysterische Anfälle kannte.

Die beiden letzten Verläufe stehen als Beispiel für die noch heute relevante differentialdiagnostische Problematik nicht nur bei Einzelfällen, sondern auch bei einer chronischen Anfallskrankheit.

Die mitgeteilten Verläufe widerlegen die insbesondere von GASTAUT (1954) und HOMMES (1964) vertretene Ansicht, die alte Hysteroepilepsie finde ihre Entsprechung in der heutigen psychomotorischen Epilepsie. Unsere Fälle zeigen, daß das Auftreten hysterischer Anfälle heute ebenso wenig wie früher auf den Bereich der psychomotorischen oder der sogenannten temporalen Epilepsie beschränkt bleibt. Sie kommen auch in der Kombination mit altersgebundenen Petit Mal und mit Grand Mal vom Aufwachtyp vor, denen im Hirnstrombild die charakteristischen gruppierten Spike wave bzw. Multi-Spike wave entsprechen.

Mit den angeführten nosologisch- und anfallsdiagnostischen Ergebnissen ist jedoch nichts anderes ausgesagt, als daß bei allen Epilepsieformen — gleich welcher Ätiologie, Phänomenologie oder Verlaufsform — eine Kombination mit hysterischen Anfällen vorkommen kann. Dies ist jedoch nur scheinbar eine neue Erkenntnis, sondern die zwangsläufige Folge unserer — insbesondere gegenüber der Vor-EEG-Aera — erweiterten nosologischen Bestimmungen von Epilepsien (s. Einleitung).

Die aus der früheren Literatur zu entnehmende nosologische Gegenüberstellung von „hysterischen Anfällen bei Epilepsie" und „epileptischen Anfällen bei Hysterie" ist für unsere Auffassung nicht mehr verbindlich. Beide Formulierungen bezeichnen das gleiche klinische Faktum einer Kombination beider Anfallsarten.

Das Problem der Kombination beider heterogener Anfälle blieb somit bestehen. Es hatte sich früher nur scheinbar durch nosologische Einteilungen lösen lassen. Streng genommen war nur eine Systematisierung der klinischen Beobachtungen erfolgt, weit entfernt von einer Lösung. Heute besteht keine Hoffnung, die Erklärung dieser Anfallskombination durch eine Wiederholung dieses Weges zu erreichen.

In diesem Zusammenhang muß erwähnt werden, daß auch der völlige Verzicht auf abgrenzbare Krankheits- bzw. Verlaufstypen im Epilepsiebereich mit der Reduktion auf die sogenannte epileptische Reaktion (REDLICH, 1924) heute für unser Thema ebenfalls keine wesentlichen Gesichtspunkte beitragen könnte. Nachdem wir die vermeintliche Krankheitsentität Epilepsie nicht mehr anerkennen können, ist auch der historische Grund jener Reduktion hinfällig geworden. Der Begriff einer cerebralen oder epileptischen Reaktion ist natürlich auch heute noch auf den einzelnen Anfall anwendbar. Es entspricht aber der klinischen Realität, wenn wir im Bereich der chronischen Epilepsien wohlumrissene Verlaufstypen und Epilepsieformen unterscheiden (JANZ, 1953, 1962 u. 1963; MATTHES, 1959; GÄNSHIRT, 1960; BAY, 1961; DOOSE, 1965 u. a.). Diese Verlaufstypen sind im Unterschied zu der früher postulierten Krankheitsentität weit besser begründet: Sie sind biologisch determiniert. Sie haben auch jeweils ihre besondere Therapie. In Abhängigkeit von biologischen Grundprozessen der Reifung oder Entdifferenzierung sind sie zwar wandelbar. Die sich daraus ergebenden Übergangsformen, Überschneidungen und Sekundärformen entspringen aber nicht mehr begrifflich-diagnostischer Unsicherheit, sondern sind Ausdruck der sich im Verlauf vollziehenden biologischen Umstellungen bzw. zunehmender hirnorganischer Schädigung (LENNOX, 1946 GÄNSHIRT, 1960; RABE, 1961; MATTHES, 1961; JANZ, 1963).

Ebenso wenig ist von dem Versuch zu erwarten, die Krankengeschichte nach Gesichtspunkten der hysterischen Symptomatik, des sogenannten hysterischen Charakters bzw. der Persönlichkeitsänderung zu ordnen, oder diese einer bestimmten Epilepsieverlaufsform zu korrelieren.

Zum Verständnis der heutigen *diagnostischen* Situation ist eine solche Korrelation allerdings sinnvoll:

So zeigen z.B. die Krankengeschichten 20—24, wie die sogenannte Aufwachepilepsie (JANZ) bzw. die altersgebundene Petit Mal-Epilepsie sich mit hysterischen Symptombildungen und einer dementsprechenden Persönlichkeitsstruktur verbindet. Die psychopathische, völlig „unepileptische" Persönlichkeitsstruktur dieser Patienten, die zudem neben ihren hysterischen Anfällen auch noch andere hysterische Symptome boten, war so aufdringlich, daß die chronischen epileptischen Anfälle demgegenüber ganz zurücktraten. Damit wird auch verständlich, weshalb sich in der neueren Literatur keine entsprechenden Beobachtungen finden. Auch bei SELBACH (1966), der eine „Übergangsreihe" für die quantitativen Anteile der psychischen bzw. organischen Faktoren in der Phänomenologie der Krisenkombination darstellte, ist diese Epilepsieform nicht erwähnt.

Offensichtlich entgeht sie in diesem Zusammenhang der Erkennung. Auch bei unseren fünf Patienten stand die Epilepsie ganz im Hintergrund. So waren zwei infolge einer hysterischen Gangstörung, einer wegen eines demonstrativen Suicidversuches, einer anläßlich einer Begutachtung zu uns eingewiesen. Die fünfte Patientin suchte uns zwar wegen ihrer Anfälle auf. Sie „wußte" aber ihre Epilepsie seit 30 Jahren „geheilt".

Bei dieser Patientin war der Befund charakteristischer Spike-wave bzw. Multi-Spike-wave im Hirnstrombild zunächst überraschend. Tatsächlich ergab sich der Hinweis auf eine noch manifeste Epilepsie erst aus dem Hirnstrombild. Bei allen fünf Kranken waren zudem körperliche hysterische Symptombildungen schon aus der Anamnese bekannt. Es liegt deshalb nahe zu vermuten, daß bei diesen Kranken die

Epilepsie besonders schwer zu erkennen ist, wegen der keineswegs nur in Anfällen
auftretenden hysterischen Symptomatik und wegen der psychopathischen Persönlichkeit bzw. einer neurotischen Entwicklungsstörung, die in nichts an das überkommene
Bild von der Epilepsie erinnert (s. auch JANZ, 1962; LEDER, 1967).

Die noch immer weitgehend am Überlieferten orientierte diagnostische Einstellung zu
Epilepsie illustriert folgende Beobachtung: Bei einer überdurchschnittlich intelligenten, auf-
fallend hübschen und infantilen Patientin hatten wir aus der Beschreibung epileptische Grand
Mal vom Aufwachtyp diagnostiziert und mehrfach Retropulsiv-Petit Mal mit Spike wave-
Muster im EEG registriert. Trotz hinreichender Beschreibung ihrer Anfälle blieb sie bis zum
40. Lebensjahr unbehandelt bzw. erhielt AT 10 und Beruhigungsmittel. Selbst nach der durch
Anfalls-EEG gesicherten Diagnose war es uns nicht möglich, die behandelnden Ärzte vom
Bestehen einer Epilepsie zu überzeugen. ·

Mit dieser Vordergründigkeit hysterischer Symptombildungen und neurotischer
Entwicklung unterscheiden sich die genannten Verläufe 20—24 von den übrigen.

Trotz jener im Vordergrund stehenden hysterischen Phänomene bei den Auf-
wach-Grand Mal bzw. den altersgebundenen Petit Mal müßte eine nur auf diese
Kombination abhebende Darstellung durchaus entsprechende Befunde bei anderen
Epilepsietypen verdecken.

Man kann zwar nicht übersehen, daß die genannten Beobachtungen mit denen
übereinstimmen, die in der früheren Literatur bei der sogenannten Affektepilepsie
beschrieben wurden. Die Rolle des Psychischen, sei es neurotischer Entwicklung,
psychopathischer oder hysterischer Persönlichkeit, psychogener oder hysterischer Anfallsauslösung, wurde damals allein für die Patienten diskutiert, die außerhalb der
eigentlichen oder „echten" Epilepsie standen. Aus dieser Übereinstimmung läßt sich
jedoch nur herleiten, daß jene Affektepilepsie in etwa der heute sogenannten Aufwachepilepsie entspricht. Indem wir heute die Aufwachepilepsie nur als eine besondere Verlaufsform chronischer Epilepsie auffassen, müssen wir die Rolle des Psychischen deshalb jetzt auch für andere Verlaufsformen der Epilepsie diskutieren.

Der Verzicht auf solche Erkenntnisse nur wegen der heute vollzogenen nosologischen Umorientierung ist jedenfalls ebenso dogmatisch wie die Praktik zur Zeit der
Jahrhundertwende, als analoge Beobachtungen der Anlaß waren, einen Patienten aus
der Gruppe „Epilepsie" in die der „Hysterie" zu versetzten bzw. beim identischen Anfallsbild nicht mehr von epileptischen, sondern von epileptiformen Anfällen zu
sprechen.

Im Vernachlässigen jener früheren Beobachtungen offenbart sich eine eigentümliche Prävalenz des Organischen, die allgemein in der Haltung zu sehen ist, daß
selbst aufdringliche psychogene Erscheinungen bzw. Zusammenhänge abgelehnt werden, wenn sich dann doch eine sogenannte organische Krankheit herausstellt. Wir
konnten an unseren Fällen darstellen, daß diese Prävalenz des Organischen so weit
geht, daß hysterische Anfälle nach späterer Beobachtung von epileptischen gleichfalls
in epileptische umgedeutet werden.

b) Die gegenseitige Beziehung beider Anfallsarten

Die alte Frage nach den gegenseitigen Beziehungen war weder von der Seite der
„Epilepsie" noch von der der „Hysterie" her hinreichend zu lösen. Dieser Weg ver-
spricht auch heute keinen Erfolg. Die Interpretationen sind bis heute ganz uneinheit-
lich. Sie waren zwangsläufig abhängig vom jeweils bestehenden Grundverständnis der

Medizin, das sich bei gleicher klinischer Beobachtung wandelte. Sie sind heute ebenfalls abhängig von der Ebene, auf die hin interpretiert wird: anfalls- oder krankheitsdiagnostisch, deskriptiv-phänomenologisch, pathophysiologisch, lokalisatorisch, ätiologisch oder biographisch.

Dadurch, daß diese verschiedenen Bezugsebenen in der Literatur nicht selten unberücksichtigt bleiben oder vermischt werden, ist der Vergleich der heterogenen Auffassung erschwert.

Schwierigkeiten der Verständigung ergeben sich dann, wenn — wie häufig — eine Unsicherheit darüber besteht, ob die Diagnose nach deskriptiven oder nach ätiopathogenetischen Kriterien zu stellen bzw. gestellt worden ist (RABE u. SCHWARZ, 1966).

Die pathogenetischen Benennungen bergen eine Fülle von Mißverständnissen. Wie leicht sie entstehen, zeigt sich z.B., wenn SELBACH im Zusammenhang der von uns 1965 dargestellten Fälle mit kombinierten hysterischen und epileptischen Anfällen eine eigene Beobachtung bei einer Patientin als Einwand aufführt, die „mit Absicht massive psychogene Anfälle provozierte, um einem beginnenden epileptischen Anfall vorzubeugen".

Solche Versuche der Anfallsunterdrückung sind auch uns, sowie aus der Literatur — besonders bei Jacksonanfällen — wohlbekannt. Sie kommen ebenso bei anderen Anfallsformen vor (s. unser Fall 21). Es geht aber sicher nicht an, derartige zumindest ursprünglich willkürliche Manipulationen der Anfallsunterdrückung als psychogen, geschweige denn als hysterisch zu diagnostizieren, oder sie auf Grund ihrer Psychogenese mit hysterischen Anfällen zu vergleichen. Tatsächlich handelt es sich dabei überhaupt nicht um Anfälle. Das Anfallsartige ist allein bedingt durch den eigentlichen Anfall, den es bei diesen Manipulationen zu unterdrücken gilt.

Neben den dargestellten anfalls- bzw. krankheitsdiagnostischen Erwägungen lassen sich zwei verschiedene Richtungen der Interpretation jener Anfallskombination erkennen.

Der einen geht es um die Erarbeitung von *gesetzmäßig zugrundeliegenden Gemeinsamkeiten* beider heterogener Anfallsformen.

Hierher gehören die schon erwähnten Vorstellungen von gemeinsamen cerebralen Funktionsstrukturen. Auf Grund der Ausdrucksgemeinschaft der heterogenen Anfälle, der Beobachtung von differentialdiagnostisch nicht zu entscheidenden Anfallskrankheiten (Fall 26 u. 27), von Zwischenstadien beim Übergang von epileptischen in hysterische Anfälle (s. Kapitel III) hatten wir eine Abhängigkeit der Anfallsgestaltung beider Anfallsarten von der gleichen nervalen Struktur angenommen (RABE, 1965). SELBACH (1966) hat diese Annahme bestätigt und das extrapyramidal-motorische System als den gemeinsamen Haupteffektor betrachtet. Beide Anfallsformen stellen sich so als archaische Automatismen der phylogenetischen Altmotorik dar. GASTAUT postulierte 1954 Schädigungen des Temporallappens und der perifalciformen Region als gemeinsame Grundlage.

Diese neueren und die in der Einleitung referierten älteren Darstellungen gehen grundsätzlich zurück auf KRAEPELIN, der formulierte, daß „die für die Gestaltung des Anfalls verantwortlichen Angriffspunkte der gemütlichen Reize einmal auf der Linie urwüchsiger Schutzeinrichtungen, einmal auf der der reinen Krampfbewegungen wirken", wobei letztere „nur als eine weit ältere und ursprünglichere Form jener ersteren" vermutet werden. In diesem Sinne sind beide Formen „Primitivreaktionen" (E. KRETSCHMER).

Damit ist gleichzeitig schon eine weitere Gemeinsamkeit, die der zweckmäßigen Schutzfunktion der Anfälle, angeschnitten, die von uns (RABE 1965) und von SELBACH (1966) als Erhaltung bzw. Wiederherstellung der Homeostase eines Subjekts in seiner Umwelt formuliert wurde.

SELBACH u. Mitarb. (Zusammenfassung 1966) haben weiterhin stoffwechselphysiologische Korrelate des psychogenen Anfalls gefunden, eine ergotrope Aktivierung, die mit dem Effekt des epileptischen Anfalls qualitativ übereinstimmt. Dem entspricht die von uns 1965 beschriebene Normalisierung des Hirnstrombildes mit dem Verschwinden temporaler Steilwellen für die Dauer eines hysterischen Anfalles (s. Gr. I).

Als weitere gemeinsame Grundlage beider Anfallsformen ließ sich an unseren Fällen eine *Reifungsstörung* nachweisen. Klinische Symptome gestörter Reifung sind sowohl bei Neurosen als auch bei Epilepsien faßbar und beschrieben: als Veränderungen des Hirnstrombildes, im psychischen und physischen Status, in der Beschreibung der Persönlichkeit des Kranken, in seinem retardierten Verhalten in der Familie und zur weiteren Umwelt. Die gestörte Reifung der Kranken ließ sich zudem aus dem Verlauf nachweisen: Im Versagen der Selbstverwirklichung bzw. im Steckenbleiben in frühkindlichen Bindungen.

Es spricht nicht gegen die Tatsachen gemeinsam zugrunde liegender Gesetzmäßigkeiten bei beiden Anfallsformen, wenn wir auf die verschiedenen Interpretationen solcher Gemeinsamkeiten hinweisen müssen.

In geradezu klassischem Gegensatz stehen die ätiologischen Folgerungen, die SELBACH (1966) und KRAPF (1957) aus der Tatsache der Reifungsstörung ableiten.

SELBACH, der an einer grundsätzlichen ätiologischen Unterscheidbarkeit beider Anfallsarten festhält, sieht die Reifungsstörung für beide primär verschieden: Für die epileptischen Anfälle in einer Differenzierungsschwäche der stoffwechselregulierenden Zentralen, für die psychogenen Anfälle in einer dem Substrat nach noch unbekannten Reifungsstörung der Persönlichkeit.

KRAPF hingegen hält die gemeinsame Grundlage der Reifungsstörung für ausreichend beweiskräftig, um eine Trennung der hysterischen und der epileptischen Anfälle schon von der Ätiologie her nur im Quantitativen zu sehen. Die klinische Symptomatik ist nach ihm die Manifestation der cerebralen Reifungsstörung, die ihrer Entstehung nach vielfältig ist und sich aus hereditärer Belastung, äußeren Reizen und psychologischen Fakten zusammensetzt, die im Einzelfall eine verschiedene Wertigkeit haben können.

Indem gesetzmäßig zugrunde liegende Gemeinsamkeiten bei beiden Anfallsformen ätiologisch ausgedeutet werden, kommen auch heute wieder die polar entgegengesetzten Positionen zur Sprache, die seit je bei der Erörterung der Anfallskombination diskutiert wurden.

Die Beziehungen zwischen epileptischen und hysterischen Anfällen beim gleichen Kranken sind weder auf dem Weg der Identifizierung der Anfälle, etwa auf dem Boden gemeinsamer Ätiologie, klärbar, noch durch eine strenge ätiopathogenetische Trennung beider. Der erste Weg verwischt die erheblichen Unterschiede. Der zweite führt letztlich zur Annahme einer Zufälligkeit.

Der Nachweis von Reifungsstörungen, der in den vorerwähnten Untersuchungen ätiologisch ausgewertet wird, ist nach unserer Ansicht für das Verständnis der kombinierten Anfälle nur im Zusammenhang mit der individuellen Lebensgeschichte aussagefähig.

Indem die Immaturität alle Bereiche vom Cerebrum bis zur sozialen Einordnung umfaßt, ist sie nicht nur Ursache, sondern gleichzeitig auch Folge der Krankheitsgeschichte, ja für manche Patienten sogar das unbewußte Ziel ihrer Entwicklung.

Damit stellt sich die Frage nach den Beziehungen zwischen den heterogenen Anfällen anders: als *Problem der individuellen Entwicklung,* für die der Nachweis gesetzmäßiger Gemeinsamkeit keine hinreichende Antwort sein kann, ja nicht einmal geeignet ist, das Faktum ihrer Kombination beim gleichen Kranken zu erklären.

Von diesem Gesichtspunkt aus wird klar, daß die früheren Versuche, eine kausalgenetische Abhängigkeit herauszuarbeiten, scheitern mußten, und daß die daraus resultierende Annahme zufälliger Anfallskombinationen den Verzicht auf Bemühungen um individuelle Zusammenhänge bedeutet.

Die neueren Interpretationen sind höchst spärlich: Sehen wir von den erwähnten Verallgemeinerungen über die Ätiologie ab, in denen mißverständlich Beziehungen angenommen wurden, wo nur gesetzmäßige Gemeinsamkeiten vorlagen, dann bleiben zwei heterogene Auffassungen:

Einmal RUFFLERs Untersuchung (unser Fall 27) mit dem Resultat einer biographischen Determiniertheit der Anfälle unter Verzicht auf ätiologische Fragen. Zweitens SCHULTEs Ansicht, daß die hysterischen Anfälle bei chronischer Epilepsie als aufgepfropft zu interpretieren seien, als Aggravation bei einer nicht ernst genug gewerteten Behinderung durch den epileptischen Krankheitszustand (1966).

Zur Darstellung von RUFFLER konnten wir an seinem eigenen Fall epikritisch ergänzen, daß die Patientin sowohl hysterische als auch epileptische (psychomotorische) Anfälle hatte. Sein Nachweis biographischer Determiniertheit aller Anfälle, ungeachtet der Diagnose, zeigt sich somit nachträglich als für die Kombination von hysterischen und epileptischen Anfällen zutreffend.

Die Ansicht von SCHULTE findet eine Stütze in unseren Fällen, bei denen wir die hysterischen Anfälle aus einer Situation der „Beweisnot" interpretierten (siehe Gruppe I und Fall 16). Aber schon dabei hatten wir nicht eigentlich eine Aggravation der epileptischen Anfallskrankheit angenommen, sondern eine „Demonstration des Krankseins", eine Darstellung der inneren Not dieser Patienten, die nicht nur reaktiv im Zusammenhang mit der epileptischen Erkrankung entstanden und erfahren ist (s. Gr. I).

An unseren Fällen ließ sich neben der Anfallskombination als wesentliche Gemeinsamkeit eine *neurotische Entwicklung der Kranken* aufzeigen, abgesehen von den Patienten 16 und 24, von denen wir keine zureichende Kenntnis des Verlaufs gewinnen konnten. Die neurotische Fehlentwicklung gründete bei den Patienten (17, 20—23, 26) in einer überstarken Bindung an ein Elternteil, bzw. drückte sich aus im Bestehenbleiben von infantilen Bindungen. Bei anderen Patienten (18, 19, 25) konnte nur die gestörte Beziehung zum Ehepartner aufgezeigt werden, die wir — wie in einigen der vorerwähnten Fälle — als Folge der mangelnden Ablösung der Elternbindung interpretiert haben.

Dem Bestehenbleiben von infantilen Beziehungen als Ausdruck der Neurose entsprach jeweils das Mißlingen der Verselbständigung der Kranken und ihr Scheitern an den lebensgeschichtlich bedeutsamen Punkten: Der Partnerwahl und der Berufsausbildung.

Von der Epilepsieform waren diese Entwicklungen unabhängig. Sie gelten also auch außerhalb der „Aufwach"-Epilepsie, bei der sie nur besonders vordergründig sind.

Die hysterischen Anfälle der Patienten waren in keiner Weise Übertreibungen epileptischer Anfälle bzw. demonstrative Nachahmungen, sondern Ausdruck eines allgemeinen Krank „seins".

Zunächst gingen sie nahtlos in jener neurotischen Entwicklung auf: Sie manifestierten sich erstmals in Situationen unterdrückter, oder trotz eines Verbotes vollzogener sexueller Beziehungen bzw. Handlungen (17, 19, 20, 22), in Verbindung mit wahnhafter Eifersucht (18, 25), nach einer Semikastration (21), in einer fixierten, zukunftslosen Lebenssituation (23, 24) und (26) als Ersatz für eine unterdrückte Aggression gegen den Vater.

Nur bei den Patienten 16 und 24 schien eine allgemeine „Demonstration" vorzuliegen, gerade bei den Kranken, über deren Verlauf wir keine hinreichende Kenntnis haben. Auch unter diesem Gesichtspunkt liegt die Annahme nahe, eine Interpretation der hysterischen Anfälle als Aggravation oder Demonstration beruhe im wesentlichen auf nicht zureichender Kenntnis der Lebensgeschichte der Patienten. Die Bedeutung anfallsauslösender Situationen ist häufig nur schwer zu eruieren, weil die Chronifizierung der hysterischen Anfälle zu einer Konditionierung führt — wie bei allen Anfallskranken — bei der die Bedeutung der Situation für die Anfallsmanifestation immer mehr zurücktritt, weil immer geringfügigere Anlässe zum Anfall führen.

Neurose und hysterische Symptomatik lassen sich in diesen Verläufen zwar „für sich" und neben der chronischen Epilepsie darstellen. Diese Trennung gelingt jedoch nur unter Zwang, unter Verzicht auf den Verlauf. In der Krankengeschichte hingegen ergeben sich Überschneidungen und Verschränkunen, die nicht nur die Symptome, sondern auch die ihnen zuzuordnenden pathogenetischen und ätiologischen Beziehungen betreffen.

Bereits die den hysterischen Anfall bedingenden Konfliktsituationen haben nicht nur eine zugrunde liegende Reifungsstörung und eine neurotische Fehlentwicklung zur Voraussetzung. Die Situation selbst bezieht ihre Relevanz zumindest im Beginn der dann chronisch werdenden hysterischen Anfälle erst aus dem Zusammenhang mit der manifesten oder drohenden epileptischen Erkrankung. Hierher gehören z.B. die hysterischen Anfälle im Erleben sexueller Frustation durch elterliches Verbot, das sich auf die Furcht vor Vererbung der Anfälle stützte und der Patientin die Unmöglichkeit einer Ehe androhte.

Wie hier, so ist auch in den meisten Fällen „die Epilepsie" nicht als Organkrankheit, sondern im Sinne einer unbestimmten prospektiven Bedrohung relevant für die Situation, die eine Einschränkung lebendiger Entfaltung bzw. eine vermeintliche oder erlebte Zukunftslosigkeit beinhaltet. Die Bedeutung der den Boden bereitenden Neurose, der aktuellen Situation und deren Relevanz im Sinne einer prospektiven Bedrohung sind für die Manifestation des hysterischen Anfalles nicht zu trennen.

Die Verflechtung solcher Bedingungen schon bei den hysterischen Anfällen dieser Patienten, wie auch der Nachweis einer neurotischen Fehlentwicklung läßt verstehen, daß die Bemühungen um die Aufdeckung kausalätiologischer Beziehungen zwischen den heterogenen Anfällen unfruchtbar bleiben mußten.

Bei diesen Bemühungen hatte die Darstellung einer zeitlichen Sukzession der verschiedenartigen Anfälle eine große Rolle gespielt: Die Annahme der Abhängigkeit der hysterischen Anfälle von der Epilepsie stützte sich seit CHARCOT auf die Beobachtung, daß die hysterischen Anfälle sich erst nach den epileptischen manifestieren. Die umgekehrte, seltene Entwicklung galt deshalb als zufällig.

Nach unseren Beobachtungen erwies sich diese Interpretation als hinfällig, weil es sich im Einzelfall als unmöglich herausstellte, eine zeitliche Sukzession der gegenseitigen Beziehung darzustellen.

Mit unserer Feststellung einer neurotischen Fehlentwicklung kehrt sich diese Reihenfolge im pathogenetischen Sinne um, insbesondere, wenn die Neurose bereits vor der Manifestation der epileptischen Anfälle nachzuweisen ist. Das Vorkommen von Spike-wave-Mustern im Hirnstrombild verschiebt die zeitliche Beziehung erneut, indem es den Zeitpunkt der epileptischen Erkrankung, zumindest aber ihrer *nachweisbaren* Disposition, ins Kindesalter rückt. Damit läßt sich dann nicht mehr ausmachen, ob die psychische Fehlentwicklung oder die cerebrale Funktionsstörung den Anfang machte.

Selbst der Rekurs auf die Heredität und damit die Verschiebung der Ursachen in das überindividuelle, familiäre Vorfeld des Kranken zeigt sich an unseren Fällen als ätiologisch doppeldeutig: Als biologische Disposition beim Träger der hereditären epileptischen Belastung, der gleichzeitig aber auch Ausgangspunkt bzw. Partner bei der Entstehung der frühkindlichen Neurose und einer pathologischen Familienstruktur ist.

Im weiteren läßt sich nur beschreiben, wie sich auf diesem Boden hysterische wie auch epileptische Anfälle entwickeln und wie jede dieser Manifestationen dann wiederum zur Zuspitzung der individuellen, familiären oder allgemein-sozialen Fehlhaltung beiträgt oder diese erst offenkundig werden läßt.

Im speziellen Krankheitsverlauf entwickeln sich immer neue Interdependenzen zwischen Krankheitsmanifestationen einerseits und reaktiven Verhaltensstörungen des Kranken und seiner Umwelt andererseits. Mit zunehmender Krankheitsdauer kommen zudem organische und psychische Symptome der iktogenen Hirnschädigung ins Spiel, die den Kranken und damit wiederum seine Umweltbeziehungen verändern. Die Erklärung der Anfalls- bzw. Krankheitskombination aus kausalätiologischer Abhängigkeit erweist sich demnach als abhängig von dem für die Deutung gewählten Zeitpunkt des Krankheitsbeginns. Wenn im Verlauf einmal die „epileptische", einmal die „hysterische" Seite objektiviert werden kann, lassen sich je nach diesem Ansatzpunkt entgegengesetzt Kausalzusammenhänge der Pathogenese beim gleichen Kranken einleuchtend darstellen. Mit der Erweiterung der Krankengeschichte werden sie jeweils relativiert oder sogar umkehrbar.

Die geläufige Interpretation der Anfallskombination als Zufall wird nach unseren Fällen vor dem Hintergrund der individuellen Entwicklung hinfällig. Die Deutung der hysterischen Anfälle in Abhängigkeit von den epileptischen erweist sich nur als ein möglicher Spezialfall ihrer Kombination. Diesen Spezialfall hat SCHULTE (1967) verallgemeinert und die Anfallskombination nur für Epileptiker gelten lassen, die „sich im Falle einer nur relativ spärlichen Anfallsfrequenz von anderen nicht ernst genug gewertet sehen". Die „hysterischen Reaktionsformen" stünden „im Dienst des Bemühens um eine größere Ernstwertung ihres Zustandes", ohne daß man deshalb — wie wir — eine einheitliche Grundstörung für beide Anfallsformen annehmen müsse.

Die Krankengeschichten legen demgegenüber immer wieder die Annahme eines einheitlichen Krank*seins* nahe, einer gemeinsamen Dynamik, die die differenten Symptome des hysterischen und des epileptischen Anfalls als heterogene Äußerungsformen auf verschiedenen biologischen Ebenen hervorbringt.

Es läge nahe, diese Dynamik in der neurotischen Fehlentwicklung zu vermuten.

Die neurotische Struktur der dargestellten Kranken ist so aufdringlich, daß sich die Frage nach der *Abhängigkeit auch der epileptischen Anfälle von dieser Fehlentwicklung* stellt.

Zur damit gleichzeitig angeschnittenen Problematik einer psychischen Determinierung des Einzelfalles bzw. sogar der Epilepsie als chronischer Erkrankung kann aus unseren Krankengeschichten aber nicht hinreichend Stellung genommen werden. Zum Nachweis dieses engen Zusammenhanges bedürfte es tiefenpsychologischer Analysen, für die wir nicht vorbereitet sind. Sie stehen aber auch in der Literatur bislang noch aus, soweit damit gleichzeitig die Forderung nach einer den heutigen Ansprüchen genügenden Diagnostik der Epilepsien erfüllt wäre.

Die früheren Ansätze beziehen sich allein auf die sog. affektive Epilepsie. Sie gehen auf FREUD zurück, der allerdings schon formulierte, der epileptische Anfall stelle sich der Neurose zur Verfügung „wie wenn ein Mechanismus der Triebabfuhr organisch vorgebildet sei". FREUD selbst hat für seine Konzeption solcher affektiver Epilepsie (1920, 1930) die Verbindung zu CHARCOTs Hysteroepilepsie à crises combinées gezogen und sie einer Organepilepsie gegenübergestellt. Nur KEHRER (1924) u. VON WEIZSÄCKER (1929) sind auf diesem Wege weiter gegangen und haben auch die „echte Organepilepsie" FREUDs und seiner Zeitgenossen als eine „Organneurose" postuliert.

Durch unseren Nachweis einer neurotischen Struktur auch bei Kranken mit psychomotorischen Anfällen, mit sog. epileptischer Wesensänderung (s. auch BRÄUTIGAM) und auch mit symptomatischer Epilepsie läßt sich wohl nicht die Erwartung erfüllen, daß etwa eine „affektive" von einer „Organepilepsie" oder einer „symptomatischen" bezüglich der Bedeutung eines psychischen Hintergrundes bzw. Anteils grundsätzlich zu unterscheiden wäre. Das Problem der psychischen Determinierung kann nicht von nosologischen Abgrenzungen innerhalb des Epilepsiebereiches abhängig gemacht werden. Für eine etwaige Psychotherapie der Epilepsie ergäben sich daraus notwendige Konsequenzen.

Die Deutung der chronischen Epilepsie als einer „Organneurose" hat sich so wenig durchgesetzt wie der Begriff der Organneurose selbst, der durch seine ungerechtfertigte Ausweitung verlassen wurde, wie auch durch die Erwägungen, die man letztlich auf ein damals gängiges Schlagwort reduzieren kann: daß ein Organ eben nicht neurotisch werden kann.

Es liegt uns heute fern, jenen mißverständlichen und ad acta gelegten Begriff der Organneurose z.B. für die Epilepsien wieder einzuführen. Immerhin ist darauf hinzuweisen, daß der Inhalt jenes Begriffes im Sinne VON WEIZSÄCKER (1929) auch heute diskutabel ist: Darin wird der Konflikt der Neurose in Entsprechung gesetzt zu einer Funktionsstörung des Organs — hier des Gehirnes — nicht im Sinne gegenseitiger Verursachung, sondern dergestalt, daß sich „das Organ einer primär gestörten Ich-Umwelt-Beziehung zur Verfügung stellt, indem es seine Funktion wandelt". Der Konflikt der Neurose könnte nach VON WEIZSÄCKER dergestalt auch abgelöst bzw. ersetzt werden durch eine Funktionsstörung des Organs.

Tatsächlich beruht jede Epilepsieform auf einer cerebralen Funktionsstörung, wobei die morphologisch etwa nachweisbare Hirnläsion im Sinne von SCHOLZ als Anfallsfolge aufzufassen ist. Auch bei den sog. symptomatischen Epilepsien lassen sich selbst vom morphologischen Aspekt her Anfallsfolgen und -bedingungen nicht trennen, so daß eine Unterscheidung von sog. genuiner und symptomatischer Epilepsie selbst pathologisch-anatomisch nicht möglich ist (u.a. NEIMANIS, 1962).

Unter einer so verstandenen Korrespondenz der chronischen epileptischen Anfälle mit einer neurotischen Struktur der Kranken wird die Auseinandersetzung über ihre Organo- oder Psychogenese überflüssig und abgelöst durch eine biographische Methodik (RUFFLER; VOGEL; WENZL). Das Entscheidende an dieser Fragestellung ist die Relativierung des medizinischen Krankheitsbildes auf die Person des Kranken.

Die Möglichkeit einer solchen Betrachtungsweise für unsere Kranken wird bestätigt durch die Untersuchungen von RUFFLER und von WENZL (1965).

WENZL konnte kürzlich an einer größeren Kasuistik belegen, daß dem ersten epileptischen Anfall in typischer Weise eine Überschneidung von biologischer Provokation und biographischer Situation zugrunde liegt. Bezüglich der epileptischen Anfälle wird damit die ausführliche Untersuchung von RUFFLER bestätigt, der bei unserem Patienten 27 den Beweis geliefert hat, daß nicht nur der erste, sondern alle bei der Patientin vorkommenden Anfälle biographisch determiniert waren.

Nachdem wir aus dem weiteren Verlauf der Anfallskrankheit bei dieser Patientin heute wissen, daß sie sowohl epileptische wie auch hysterische Anfälle hat (eine Möglichkeit, die RUFFLER nicht zu diskutieren brauchte und damals nicht entscheiden konnte), gewinnt sein Ergebnis allgemeinere Bedeutung. Unsere diagnostische Klärung des Falles als eine Anfallskombination deckt auf, daß die biographische Determinierung damals sowohl für die hysterischen wie auch für die epileptischen Anfälle dieser Patientin gelungen war. Beide Anfallsarten sind — so besehen — Symptombildungen einer Kranken, die sich unter biographischem Aspekt nicht unterscheiden. Damit ist der Schluß zu ziehen, daß die aktuelle Anfallsmanifestation auch beim Nachweis vorherrschender seelischer Spannung bzw. eines aktuellen Konfliktes zur Frage der Differentialdiagnose des dann auftretenden Anfalls unter Umständen nicht ins Gewicht fallen kann.

Diese Erkenntnis ist von erheblicher praktischer Bedeutung. Bei differentialdiagnostischen Überlegungen findet man immer wieder die Argumentation, ein Anfall sei deshalb „psychogen" und damit nicht epileptisch, weil eben psychisch verständliche Zusammenhänge aktuell aufzudecken seien. Aber auch das Gegenteil ist bekannt — die diagnostische Ablehnung des hysterischen Anfalls, weil keine entsprechenden psychischen Hintergründe oder keine neurotische Persönlichkeitsstruktur aufzudecken seien.

Unter dem Aspekt der biographischen Anfallsdetermination bzw. des subjektiven Erlebens werden einige auffällige Fakten bei unseren Fällen begreifbar.

So hatte sich aus unseren Krankengeschichten die überraschende Tatsache ergeben, daß die klinisch heterogenen Anfälle sowohl vom Kranken wie von den Angehörigen nicht unterschieden werden. Es ist dabei gleichgültig, ob die beiderseitige Interpretation identisch oder entgegengesetzt ist, wie z. B. im Falle 17, wo die Patientin alle Anfälle als „ihr geschehend" darstellte, während die Angehörigen alle für „gemacht" hielten.

Entgegen unserer klinisch notwendigen differentialdiagnostischen Trennung der Anfälle berichten die Kranken von einer einheitlichen Anfallskrankheit, innerhalb derer nur zwischen leichteren und schwereren Anfällen unterschieden wird. Mit der Erkenntnis der biographischen Bindung aller Anfälle wird diese subjektive Identifizierung verständlich und bestätigt rückwirkend die allgemeinere Gültigkeit der von RUFFLER an einem Einzelfall gezeigten Relativierung der medizinischen Diagnose für das Erleben des Kranken.

Auf dem Boden der Biographie wird die Bedeutung unserer medizinisch notwendigen Unterscheidungen eingeschränkt. Die Diskrepanz zwischen der klinischen Diagnosenstellung und der subjektiv als einheitlich erlebten Anfallskrankheit fordert dazu auf, die heterogenen Anfälle in Hinsicht auf ihre erlebte Einheitlichkeit auf eine in der Person des Kranken begründete gemeinsame Dynamik hin zu untersuchen. Auch der Verlauf des Anfallsleidens stellt sich als auffällig einheitlich dar: Der Manifestation von hysterischen oder epileptischen Anfällen ging in unseren Fällen öfters eine Entwicklung voraus, die sich als zunehmendes Mißlingen der Selbstverwirklichung kundtat: Weiterbestehen infantiler Bindungen, fehlschlagende Versuche, mitmenschliche Beziehungen aufzubauen und zu verwirklichen, sexuelle und soziale Konflikte, die letztlich in die Unfähigkeit einmündeten, sich adäquat der Umwelt einzuordnen. Die Anfälle — gleich welcher Art — akzentuierten dieses Versagen. Sie standen zumindest bei ihren ersten Manifestationen an den kritischen Punkten der Selbstverwirklichung: Beim Versuch der Ablösung von den Eltern, bei der Gattenwahl, den ersten Liebesbeziehungen. Sie begleiteten eine sexuelle Frustation, eine Eifersucht. Sie wurden erlebt und wirkten sich aus als Bestätigung der eigenen Insuffizienz. Dabei entzieht es sich der Einsicht, wie weit im einzelnen die seelische Motivation oder der biologische Prozeß primär verantwortlich war.

Das gesamte Krankheitsbild, dessen Verlauf auf eine zukunftslose Isolierung hinführte, wurde durch die Chronifizierung beider Anfallsarten besiegelt.

Besonders auffällig war bei diesen Verläufen die Ablehnung einer antiepileptischen Therapie oder ihr Abbrechen „wegen Beschwerden". Zwischen solchen präzisierten Ablehnungen der Behandlung lagen Perioden einer zunächst unbegreiflichen Zunahme der Anfälle unter immer vollständigerer antiepileptischer Therapie. Dabei war die Anfallshäufung letztlich immer durch zwei entgegengesetzte Entwicklungen bedingt: Entweder lag eine reale Häufung der epileptischen Anfälle vor wegen Nichteinnahme der Medikamente. Die Patienten greifen dabei zu den listenreichsten Praktiken, die selbst dann der Beobachtung entgehen können, wenn die Tabletteneinnahme direkt stationär überwacht wird. Der Nachweis einer solchen Behandlungssabotage gelingt dann nur durch Bestimmung des Blutspiegels oder der Ausscheidung von Medikamentabkömmlingen im Urin, durch das Fehlen von medikamentabhängigen EEG-Veränderungen bzw. positiv durch den Effekt einer intramuskulären Applikation.

Oder die Anfallshäufung war durch die Zunahme der hysterischen Anfälle bedingt, die der effektiven Verminderung bzw. dem Sistieren der epileptischen Anfälle infolge entsprechender medikamentöser Therapie parallel ging.

Beide Beobachtungen zeigen den Widerstand gegen die medikamentös erreichbare bzw. erreichte Anfallsfreiheit, denn mit der Sabotage der antiepileptischen Therapie und dem Weitergehen der epileptischen Anfälle wird von den Patienten der gleiche Verlauf erzwungen wie durch die Häufung hysterischer Anfälle bei konsequenter Einnahme der Antiepileptica mit Sistieren der epileptischen Anfälle.

Die Konsequenzen sind einheitlich: Verlust des Arbeitsplatzes, Invalidisierung, Rückkehr in die Pflege der Familie, Abbrechen versuchter Verselbständigung, die mit den hysterischen Anfällen ebenso „erreicht" werden, wie wenn die epileptischen Anfälle diesen Verlauf erzwungen hätten.

Gegenüber dem Selbstverständnis der Kranken und dem biographischen Stellenwert der Anfälle ist demnach die medizinisch zu treffende Unterscheidung der Anfallsarten sekundär. Unsere für Therapie und Prognose unentbehrliche differentialdiagnostische Trennung erfordert vor diesem Hintergrund, hinter den heterogenen Anfällen auch ihr Gemeinsames zu sehen. Unter Wahrung der Heterogenität der medizinisch unterscheidbaren Syndrome sollte angestrebt werden, sie als Äußerungsform eines gemeinsamen zugrunde liegenden Krank„seins" zu verstehen und nicht als Symptom einer postulierten Krankheit darzustellen.

Eine geradezu experimentelle Illustration der hier dargelegten Problematik bildet unsere nächste Gruppe.

4. Die gegenseitige Ablösung hysterischer und epileptischer Anfälle

Bei einigen der im folgenden beschriebenen 14 Patienten waren wir zunächst auf eine eigentümliche Therapieresistenz der Anfälle gegenüber der medikamentösen Behandlung gestoßen. Es stellte sich dann bei genauerer Beobachtung ein merkwürdiger Szenenwechsel heraus: Nach dem Sistieren der epileptischen Anfälle waren erstmals und dann ausschließlich hysterische Anfälle aufgetreten, die chronische Anfallskrankheit so in veränderter Weise fortsetzend.

Nachdem wir solche Verläufe zunächst in der Klinik beobachtet hatten, lehrten erneut erhobene fremdanamnestische Anfallsschilderungen bei ambulant behandelten „therapieresistenten" Epileptikern, daß dieser unbemerkte Szenenwechsel der Anfälle schon Jahre zurück liegen konnte. Weder der Kranke noch die Angehörigen hatten auf eine solche Änderung aufmerksam gemacht.

Die Fälle 5 und 8 hätten auch hier eingeordnet werden können als Grenzfälle, weil ihr hysterischer Anfall in direktem zeitlichem Zusammenhang mit dem Therapiebeginn und dem Sistieren der epileptischen Anfälle stand. Bei ihnen war allerdings nur ein hysterischer Anfall beobachtet worden, der gleichzeitig der letzte Anfall überhaupt war.

Fall 28: J. I. Die Patientin hatte seit dem 6. Lebensjahr täglich bis zu 20 indifferente Absencen und seit dem 14. Lebensjahr monatlich einen mit Kopfdrehung nach rechts eingeleiteten großen generalisierten epileptischen Krampfanfall bekommen. Letztere traten bevorzugt nachmittags auf. Der neurologische Befund war regelrecht. Abgesehen von einer körperlichen und psychischen Infantilität waren keine auffälligen Befunde zu erheben. EEG: 7—8/ sec-Grundrhythmus, paroxysmale Gruppen mit 3/sec-Spike-wave, mehrfach auch im Rahmen klinisch manifester indifferenter Absencen. PEG ohne Besonderheiten.

Wir stellten die Diagnose einer idiopathischen Epilepsie mit pyknoleptischen Petit Mal und Grand Mal vom Aufwach-(Feierabend-)typ.

Die Patientin war bis zum 17. Lebensjahr unbehandelt. Unsere ambulante Therapie mit Antiepileptica scheiterte an ihrem „Widerwillen gegen Tabletten", obgleich sie pünktlich zu den Kontrolluntersuchungen erschien. Zur besseren Überwachung und auch wegen ihrer Schwierigkeiten am Arbeitsplatz stellten wir die Patientin als Hausmädchen in der Klinik an — ohne Effekt — im Gegenteil kam sie jetzt nur noch unregelmäßig und meist erst nach mehrfacher Aufforderung in die Anfallsambulanz.

Daraufhin nahmen wir sie als Patientin stationär auf. Nach wenigen Tagen hatte sie sich an eine Mitpatientin angeschlossen und ahmte deren ataktische Symptome einer Zentropilintoxikation nach. Nach der Verlegung auf eine andere Station bekam sie bei schließlich überwachter Tabletteneinnahme täglich gehäuft große Anfälle. Trotz Dosissteigerung der Antiepileptica bis zur Toleranzgrenze nahm diese Anfallsfrequenz zu, bis wir einen Unterschied zu den früheren bemerkten.

Während vorher eine tonische Adversivdrehung nach rechts den epileptischen Krampfanfall eingeleitet hatt, warf sie sich jetzt mit einem Ruck nach rechts herum. Die Anfälle waren außerdem jetzt unterbrechbar durch passives Aufsetzen oder durch Umdrehen. Bei anderen Anfällen hielt sie sich auch am Bett fest, warf sich hin und her. Nach einigen Tagen sahen wir nur noch typische hysterische Anfälle, die im Bild an ihre früheren Grand Mal gar nicht mehr erinnerten.

Eine Aussprache reduzierte diese Anfälle auf 1—2 pro Tag. Eine Woche später sistierten sie. An diesem Tag konnte die Patientin gerade noch festgehalten werden, als sie sich aus dem Fenster werfen wollte. Eine Woche später gelang ihr dieser Versuch. Sie brach beide Beine und das Becken.

Zureichende Kenntnisse der biographischen Entwicklung konnten wir nicht gewinnen. Wir wissen nur, daß alle Versuche, die Patientin außerhalb des Elternhauses an eine Arbeitsstelle zu halten, u. a. auch in unserer Klinik, mißlangen. Diese Versuche waren ebenso unergiebig wie der, sie durch medikamentöse Behandlung von ihren Anfällen zu befreien. Seit dem letzten Suicidversuch ist sie zu Hause bei der verwitweten Mutter. Sie nimmt regelmäßig Antiepileptica ein und ist jetzt seit über 5 Jahren anfallsfrei.

Epikrise: Der Behandlungsverlauf stellt sich wie ein Kampf um die Anfälle dar, wobei sich der Widerstand der Kranken mit der Intensivierung der therapeutischen Bemühungen steigerte. Dieser Widerstand äußerte sich zunächst im einfachen Weglassen der durchaus wirksamen Antiepileptica, später — als wir sie zur besseren Überwachung in der Klinik anstellten — im Sabotieren der Kontrolluntersuchungen Das Ergebnis war jeweils ein Wiederauftreten der epileptischen Anfälle. Zum Zeitpunkt der stationären Behandlung und kontrollierter Tabletteneinnahme traten dann hysterische Anfälle auf von einer zunächst irreführenden Ähnlichkeit mit den epileptischen Grand Mal. Nachdem wir deren Charakter erkannt hatten und uns mit der Patientin darüber ausgesprochen hatten, sistierten alle Anfälle. Daraufhin versuchte sie zweimal, sich umzubringen. Diese durchaus ernst gemeinten Suicidversuche erweisen den Grad ihres Widerstandes gegen die Behandlung, d.h. gegen die Anfallsfreiheit. Wir können vermuten, daß es sich dabei um einen Widerstand gegen die mit der Anfallsfreiheit sich eröffnenden Möglichkeiten der Selbständigkeit handelt, weil mit ihrer Rückkehr ins Elternhaus keine Spur solchen Widerstandes mehr bestand und die Kranke ohne Beschwerden bei der initial begonnenen antiepileptischen Therapie jetzt seit über 5 Jahren anfallsfrei ist.

Die Wirksamkeit bzw. die Möglichkeit medikamentöser Behandlung erweist sich hier als abhängig von der Umwelteinordnung. Wieder als Kind im Schoß der Familie aufgehoben, sind offensichtlich die Gründe für den Widerstand entfallen, der sich vorher so zuspitzte, daß die Patientin nur in der Selbstvernichtung eine Lösung gesehen hatte. Die hysterischen Anfälle waren zu dem Zeitpunkt aufgetreten, als die epileptischen gegen den Widerstand der Patientin unter kontrollierter Medikamenteinnahme sistierten. Die Annahme einer sog. Aggravation wird hinfällig vor der offensichtlich die Existenz bedrohenden Not dieser Situation.

Eine wichtige Beobachtung sei noch hervorgehoben: Während des Szenenwechsels von epileptischen zu hysterischen Anfällen war ein auffälliges Übergangs- oder Zwischenstadium zu sehen, währenddessen das Anfallsbild kaum eine sichere Unterscheidung gestattete. Bei der Patientin blieb ein Symptom der epileptischen Grand Mal — die Adversivdrehung nach rechts — zunächst auch das führende Symptom der hysterischen Anfälle, bis letztere dann nicht mehr an die vorangegangenen Grand Mal erinnerten.

Fall 29: Der 14jährige Junge Q. S. bekam im Alter von 8 Jahren, 5 Monate nach einer linksseitigen Hirnkontusion rechtsbetonte Grand Mal, daneben rechtsseitige Jacksonanfälle, die vom Bein über den Arm zum Mundfacialis fortschritten und die mit einer Sprachhemmung einhergingen. 3 Jahre später fand sich bei dem 11jährigen neurologisch eine rechtsseitige Eigenreflexsteigerung ohne Parese, eine angedeutete spastische Gangstörung rechts. Er war leicht retardiert, affektlabil und reizbar. EEG: Zwischenwellenherd temporal links und fokale steile Wellen gleicher Lokalisation.

Während der Einstellung auf Antiepileptica fielen auf Station erstmals neben den Jacksonanfällen andere auf, die wie „die Nachahmung von Jacksonanfällen" aussahen. Sie setzten abrupt ein auf der ganzen rechten Seite, ließen den sonst zu beobachtenden „march of convulsion" vermissen, waren nicht klonisch, sondern rein tonisch. Gleichzeitig entwickelte sich eine groteske hysterische Dysbasie und eine Sprachstörung, die zwischen Stottern und völliger Stummheit schwankte.

Einen Monat später sistierten alle epileptischen Anfälle unter entsprechender Behandlung völlig, wie auch die zunächst den Jacksonanfällen ähnelnden. Die hysterische Dysbasie und die Sprachstörung bestanden in schwankender Intensität weiter. Fast täglich hatte der Patient seitdem bis zu Stunden dauernde Anfälle, die das ganze Gepränge hysterischer einschließlich des Arc de cercle boten: Meist im Bett liegend rollte er sich zusammen, schnellte hoch, warf sich herum, bildete auf Kopf und Fersen stehend eine Brücke, sackte wieder zusammen, schnellte erneut hoch und trat auch mit den Füßen Bilder von der Wand, wehrte sich gegen Festhalten.

In der Familie gab die strenge, kalte und herrschsüchtige Mutter den Ton an. Der schmächtige und leicht debile Vater, der auch bei den ambulanten Kontrolluntersuchungen nicht zu Wort kam, war gegen Ende der Behandlung des Sohnes ebenfalls stationär in unserer Klinik: Wegen einer hysterischen Gangstörung.

Erst 3 Jahre nach Behandlungsbeginn wurde anläßlich mehrerer gewünschter Atteste klar, daß der jetzt 14jährige Junge von der Mutter als Erwerbsquelle ausgeschöpft werden sollte. Der während der Schulzeit erfolgte Unfall war Anlaß zu einem schon seit Jahren laufenden Rechtsstreit zwischen Mutter und Schulbehörde. Der zu Hause gegen die „schuldigen" Lehrer verhetzte Junge, der zumal während des Unterrichts Anfälle bekam und infolge seiner Hirnschädigung in den Leistungen nachließ, traf auf seiten dieser anderen Erziehungsinstanz nicht auf Verständnis. Er wurde auch hier zum Objekt des Ärgernisses, aus dem sich der Rechtsstreit speiste.

Der Patient weigerte sich schon bald, überhaupt zur Schule zu gehen, kam mit dieser Tendenz der Mutter entgegen, die seine Krankheit verwertete.

Epikrise: Mit dem Sistieren der epileptischen Anfälle verwandelte sich die organische Symptomatik einer kontusionellen Hirnschädigung in ein vielgestaltiges hysterisches Bild, dessen Details keineswegs zufällig waren. Die vielfältigen hysterischen Symptome lehnen sich eng an die neuropathologischen an: Die Anfälle, die Dysbasie, das Stottern und die Stummheit stehen in direkter Beziehung zu den Symptomen seiner linksseitigen Hirnkontusion. Sie stellen karikierend die Jacksonanfälle, die leichte spastische Gangstörung und die sich nur in den Anfällen kundtuende dysarthrische Sprachstörung dar.

Während dieser Entwicklung besteht eine Zeit lang das schon im vorigen Fall hervorgehobene Zwischenstadium, währenddessen sich die Anfälle ähneln, um erst dann auch ihrem Bild nach ganz auseinanderzutreten.

Der Umschlag der Jacksonanfälle in große hysterische — über jenes Zwischenstadium — ist hier aber nur Teil einer völligen Umordnung der Krankheitserscheinungen in eine chronische, hysterische „Zweitkrankheit".

Das Modell solcher „Zweitkrankheiten" hat VON WEIZSÄCKER (1936) am klinischen Beispiel der Schmerzkrankheiten erläutert. Er konnte dabei eine einheitliche Genese solcher chronisch-sekundären Zustände darstellen insofern, als die „Gewohnheit gewordene unharmonische Form der Innervation und des Muskelgleichgewichtes hier entscheidende Bedeutung hat". Die sekundäre Krankheit stellt sich dabei nicht

als eine chronisch gewordene primäre dar, sondern als eine zweite Krankheit, die nur
an den primären Defekt anknüpft. Entscheidend ist zum Verständnis dieser „Ablösung", daß der pathogenetische Grund „nicht in dem liegt, was vorherging, sondern
in dem, was kommen soll, aber nicht kommt, in dem Mißlingen der Anpassung an die
geforderte neue Leistung".

Auch die hier in Anfällen sich dokumentierende chronische Zweitkrankheit läßt
sich entsprechend interpretieren, zumal ihr parallel sich auch die Gangstörung zur
hysterischen entwickelt.

Der Rahmen, in dem sich jene Umordnung vollzog, war zwar der Rentenstreit
zwischen Mutter und Schulbehörde. Dem 11jährigen Jungen läßt sich darin aber kein
Rentenwunsch unterstellen.

Eine solche Interpretation, wie auch die einer Aggravation, wäre zu vordergründig.
Wesentlicher ist, daß der Patient in dem Streit zum Objekt geworden, von außen
geradezu auf den Status quo fixiert wurde, weil dessen Beibehaltung allein seinen
Wert als Beweismittel ausmacht (s. Fall 14 u. 22).

Fall 30: E. L. Der 30jährige Kranke hatte seit dem 6. Lebensjahr monatlich, vorwiegend im Schlaf, epileptische Grand Mal.

Bei der ersten Untersuchung — 14jährig — war der neurologische Befund regelrecht.
Psychisch zeigte sich eine leichte Debilität. Wir diagnostizierten eine Grand Mal-Epilepsie
nach frühkindlicher Hirnschädigung.

Während der folgenden Jahre entwickelten sich Symptome hirnorganischer Wesensänderung. 12 Jahre nach Beginn der Grand Mal traten bei dem 18jährigen dann sekundäre psychomotorische Anfälle auf, die wir als iktogene diagnostizierten. Sie begannen mit einer
langsamen Adversivdrehung des Kopfes und der Augen nach links. Er wurde blaß, bekam
blaue Lippen, war nicht ansprechbar. Dann waren schmeckende und schmatzende Mund-
bewegungen zu beobachten, bis er nach etwa einer halben Minute an sich herumnestelte oder
sich mit der Hand den Bauch rieb.

Nach wesentlicher Minderung der psychomotorischen Anfälle und Sistieren der Grand
Mal unter antiepileptischer Behandlung häuften sich die kleinen Anfälle auf täglich 2—3.
Sie unterschieden sich aber von den früheren: Er drehte jetzt ruckhaft den Kopf nach links
(nicht tonisch), streckte Arme und Beine und bog den Körper nach links durch. Die Pupillenreaktion war erhalten. Nach mehreren Minuten erst lockerten sich die Glieder und er starrte
vor sich hin. Bei einem solchen im EEG registrierten Anfall zeigte sich — abgesehen von
Bewegungsartefakten — das gleiche Hirnstrombild wie vorher im Intervall: Mäßig ausgeprägter 10/sec-Alpharhythmus, eingestreute Zwischenwellen, häufige Betawellen, kein Herd,
keine Dysrhythmie, keine für Epilepsie charakteristischen Wellenformen. Wir hatten damals
den Verdacht, daß neben den psychomotorischen jetzt auch psychogene Anfälle vorkämen,
behandelten aber weiter antiepileptisch.

5 Jahre später hatte der Kranke nur noch Anfälle folgender Art: Er sprang vom Stuhl
hoch, Arme und Beine wie ein Hampelmann schlenkernd, konnte dann in sich zusammen-
sinken, lag still am Boden oder steigerte sich zum Toben, wenn man ihn festzuhalten versuchte. Diese Anfälle waren in ihrer Intensität von außen steuerbar und auch zu unterbrechen. Sie konnten bis zu mehreren Stunden dauern. Die Mutter schilderte, daß er dann
auf dem Höhepunkt Gegenstände um sich werfe, die nur sie träfen.

Auffallend war, daß seine Wesensänderung nicht deutlicher war als bei der Vorunter-
suchung 5 Jahre vorher. An dieser Situation hat sich auch in weiteren 4 Jahren nichts ge-
ändert.

Der Kranke lebt in einer spannungsreichen Familie in enger Bindung an die Mutter,
ohne die er nichts tut, ohne deren Zustimmung er aber auch nichts tun darf und die ihn
nicht aus den Augen läßt. Der autoritative Vater führt eine „Dreiecksehe". Die Mutter nimmt
diese widerwillig hin und widmet sich ganz dem kranken Sohn. Dessen Versuche zu einer
Lösung vom Elternhaus, sei es auch nur durch die Aufnahme einer Arbeit, scheiterten sämt-
lich an der „Mutti", gegen die sich die im hysterischen Anfall frei werdende Aggression
ausschließlich richtet.

Epikrise: Wie in den beiden vorigen Fällen lösen hysterische Anfälle die epileptischen auch hier über ein eigentümliches Zwischenstadium ab. Es zeichnet sich wie in den vorhergehenden Fällen dadurch aus, daß Anfälle auftreten, die eine zumindest äußerliche Ähnlichkeit mit den epileptischen haben. Ein prägnantes Symptom — hier die Adversivbewegung — wird zunächst beibehalten, wenn auch in abgewandelter Weise, nicht mehr tonisch, sondern jetzt mit einem Ruck sich vollziehend. Erst später läßt sich das Bild der hysterischen mit denen der vorhergehenden epileptischen Anfälle nicht mehr verwechseln. Auch hier entwickelt sich das Vollbild der Hysterie aus einem Anfallsbild, das zwar nicht mehr dem epileptischen gleicht, obwohl gewisse Symptome an letztere anklingen, das aber auch noch nicht als hysterischer Anfall imponiert. Ein EEG in diesem „Zwischenstadium" legte schon damals während eines Anfalls die Diagnose „nicht mehr epileptischer" Anfälle nahe.

Eine erhebliche diagnostische Unsicherheit für den Zeitraum des Zwischenstadiums ergibt sich aus den schon erwähnten Beobachtungen von GASTAUT, JASPER, VON HEDENSTROEM sowie von MATTHES über negative EEG-Befunde während klinisch-psychomotorischer Anfälle. Demnach kann allein das klinische Bild differentialdiagnostisch entscheiden.

Die interessante Beobachtung von JASPER, daß auch in Fällen von „electric silent fits" durch Tiefenelektrodenableitungen „Krampfaktivität" nachzuweisen war, ergibt für unseren Fall eine nicht auflösbare Problematik. Wir können für die Anfälle des Zwischenstadiums nicht entscheiden, ob es sich dabei um hysterische handelt, die den psychomotorischen nur sehr ähneln, oder aber, ob es quasi abortive psychomotorische Anfälle waren, denen zwar das typische EEG-Korrelat mangelte, die aber im Sinne der elektrisch symptomlosen Anfälle zu interpretieren wären.

Beide Interpretationen gelten nur für den „Übergangsbereich". Die späteren Anfälle gleichen gar nicht mehr den früheren psychomotorischen.

Fall 31: W. S. Der 34jährige Kranke hatte seit 24 Jahren Grand Mal, die zunächst nur im Schlaf in vierteljährlichen Abständen, seit 5 Jahren ohne tageszeitliche Bindung monatlich 1—2mal und mehrfach auch in Serien auftraten. Seit 4 Jahren hatte er zusätzlich sekundäre psychomotorische Anfälle.

Bei normalem neurologischem Befund imponierte eine ausgeprägte epileptische Wesensänderung. EEG: Fokale Dysrhythmie temporobasal links mit häufigen steilen Wellen.

Wir begannen bei dem bisher unbehandelten Patienten eine antiepileptische Therapie, die nach 7 Monaten zur Anfallsfreiheit führte. Er äußerte daraufhin zunehmend hypochondrische Beschwerden, blieb tagelang im Bett liegen und verweigerte das Essen.

Zwei Monate später bekam er den ersten hysterischen Anfall, kurz darauf in der Klinik den zweiten. Im folgenden Jahr hatte er bei unveränderter Behandlung fast täglich, manchmal mehrfach, klassische hysterische Anfälle, die immer Stunden andauerten und bei denen man in der Regel einen charakteristischen Arc de cercle beobachten konnte. Diese Anfälle waren von außen vorübergehend unterbrechbar. Seit dem medikamentös erzwungenen Sistieren der epileptischen Anfälle fanden sich im Hirnstrombild keine dysrhythmischen Veränderungen mehr, auch keine für Epilepsie charakteristischen Potentiale.

Erst zur Zeit der hysterischen Anfälle kam der Kranke auch allein zur ambulanten Kontrolle, während er vorher immer von der Mutter begleitet wurde. Dabei wurde eine erhebliche Aggressivität gegen die Mutter offensichtlich, die sich zum Beispiel darin ausdrückte, daß er über Weihnachten stationär aufgenommen werden wollte. Erst zu diesem Zeitpunkt konnten wir über das vorher als völlig intakt geschilderte Familienleben folgendes erfahren: Der Kranke lebt bei seinen Eltern und ist nie einer selbständigen Beschäftigung nachgegangen. Der Vater kümmert sich weder um ihn noch um seine Frau und lebt resigniert zwar in der gleichen Wohnung, jedoch völlig getrennt. Die Mutter hat ihren Mann seit ca. 20 Jahren zugunsten des Sohnes sogar aus dem Ehebett ausquartiert, in dem jetzt der Sohn schlafen

muß, „damit sie ihn dauernd behüten kann". Sie wacht konsequent über jede Lebensäußerung
des „kranken Kindes" und hat lange Zeit jede ärztliche Behandlung regelrecht verhindert.

Alle Bemühungen des Patienten, sich aus dieser Familiensituation zu lösen, waren fehl-
geschlagen. Sie scheiterten an der extremen Bindung an die Mutter, deren Überwachung er
sich unreflektiert unterwarf.

Seit dem Sistieren der epileptischen Anfälle geriet das bei aller Gestörtheit doch immerhin durch Gewohnheit eingefahrene „Familienleben" in völlige Zerrüttung bzw. in Bewegung. Der Kranke versuchte sich seither aggressiv aber erfolglos aus dem Besitzanspruch der
Mutter zu lösen. Wenige Wochen nach Beginn seiner hysterischen Anfälle traten gleiche Anfälle auch bei der Mutter auf. Auf dem Höhepunkt dieser quasi gemeinsamen Krankheit
pflegten beide abwechselnd bei uns anzurufen, den Telefonhörer in Richtung auf den jeweils
im Anfall Schreienden haltend, damit wir hören sollten, wie sich „der bzw. die wieder benimmt".

Nach Abschluß unserer Beobachtungen wurde der Kranke 8 Monate nach Sistieren der
epileptischen Anfälle wegen fast täglicher Anfälle in eine Nervenklinik aufgenommen. Obwohl auch dort die eindeutig epileptische Wesensänderung auffiel, entstanden wegen der ausschließlich hysterischen Anfälle bei normalem Befund im Hirnstrombild verständliche Zweifel
an unserer Diagnose. Die Antiepileptica wurden abgesetzt. Einige Tage darauf traten gehäuft
psychomotorische Anfälle auf, begleitet von der Wiederkehr charakteristischer EEG-Veränderungen in Form eines temporobasalen Focus mit steilen Wellen. Die hysterischen Anfälle
sistierten prompt. Damit glätteten sich sogleich die Wogen des familiären Zerwürfnisses. Die
hysterischen Anfälle der Mutter sistierten ebenfalls.

Nach erneutem Aufbau der ursprünglichen Therapie wegen der damit erneut zu stellen-
den Diagnose einer Epilepsie kehrte sich das Bild wieder um mit allen geschilderten Begleiterscheinungen.

Die schließlich unerträgliche familiäre Situation hat dann offenbar zur Resignation der
Therapeuten geführt. Der Kranke lebt nach diesem Intermezzo mit gering dosierten Antiepileptica und mit epileptischen Anfällen wie vorher im „Schoß der Familie".

Epikrise: Der Krankheitsverlauf bis zum Auftreten der hysterischen Anfälle lehrt
gegenüber den vorigen Fällen nichts Neues. Während wir aber bei den anderen Patienten die medikamentöse Therapie beibehielten, zeigt deren plötzliches Absetzen
hier, wie mit den erneuten epileptischen Anfällen die hysterischen sogleich aufhören
und umgekehrt. Die Hirnstromveränderungen korrelieren dieser klinischen Entwicklung.

Deutlicher als an den vorangehenden Fällen wird damit eine Abhängigkeit beider
Anfallsarten sichtbar, die in einem reziproken Verhältnis stehen: Hysterische und
epileptische Anfälle ersetzen sich gegenseitig. Die Anfallskrankheit wird — sieht man
von der verschiedenen Form ab — nie unterbrochen.

Aufschlußreich ist, daß sich mit dem Sistieren der epileptischen Anfälle einmal
eine erhebliche hypochondrische Verstimmung einstellt, zum anderen aber auch eine
veränderte Haltung in der Familie mit einer offen zutage tretenden Aggressivität
und einer Tendenz zur bislang mißlungenen Verselbständigung gegenüber der „over-
protectiv mother" (WERBENJAK u. STROTZKA).

Die neurotischen Bindungen, die in ihrer Verdecktheit und Gewöhnung während
der chronischen epileptischen Anfälle des Patienten ein familiäres Zusammenleben
immerhin ermöglichten, führten beim Sistieren dieser Anfälle zu einer unerträglichen
Spannung, die dann nicht nur vom Patienten, sondern auch von seiner Mutter mit
hysterischen Anfällen beantwortet wurden.

So gesehen wäre demnach das Vorkommen der epileptischen Anfälle für den
Kranken und für seine Einordnung in eine familiäre Gemeinschaft von der Familie
bewältigt worden, wenn auch in einer neurotischen Verarbeitung. Die medikamentöse

Therapie, welche die epileptischen Anfälle unterdrückt, läßt die freilich schon vorher
pathologische Familienstruktur aus den Fugen geraten. Die dann auch bei der Mutter
auftretenden hysterischen Anfälle beweisen, daß es nicht möglich ist, die epileptische
Krankheit des Patienten isoliert zu betrachten.

Auch bei den anderen Kranken dieser Gruppe läßt sich eine ähnliche Familienstruktur erkennen. STROTZKA (1953) hat der „over-protective mother" eine pathogenetische Wirksamkeit zugesprochen. An unseren Fällen erweist sie sich selbst nur als
Symptom jener pathologischen Familienstruktur. Gemeinsam ist all diesen Kranken,
daß ihnen jegliche Ablösungsversuche aus der Familie mißlungen sind.

Fall 32: P. B. Die jetzt 37jährige Büglerin aus der Tschechoslowakei hatte auf der
Flucht 1946 mit 20 Jahren psychomotorische Anfälle bekommen, 3 Jahre später auch Grand
Mal im Schlaf.

Bei der bis dahin unbehandelten Kranken sahen wir 10 Jahre später in der Klinik zunächst täglich psychomotorische Anfälle. Sie schilderte eine vorangehende, oft auch isolierte,
unbestimmte und unangenehme Aura, die fast täglich vorkomme. Nach der Beobachtung begannen dann orale Bewegungen, Schlecken, Abschmecken, Schmatzen, denen sich ein kurzer
Dämmerzustand anschloß, in dem die Kranke herumkramte.

Bei normalem neurologischem Befund wirkte die blasse, schmächtige Frau infantil, ver-
bittert, mißtrauisch, still und gedrückt, ohne Symptome epileptischer oder hirnorganischer
Wesensänderung. EEG: Fokale Dysrhythmie temporobasal links mit häufigen steilen Poten-
tialen. Die übrigen Befunde, auch die röntgenologischen, waren normal.

Die Patientin betonte von Anfang an, eine Behandlung ihrer Anfälle sei vergeblich und
unsinnig. Bereits im Aufbau der antiepileptischen Therapie sistierten ihre Anfälle und sie
gab ein Seltener- und Leichterwerden der Auren an, bis auch diese dann mehrere Tage aus-
blieben. Währenddessen wurde die Kranke zunehmend reizbar, klagte über Beschwerden, die
wir als hypochondrische auffaßten. Sie verließ ihr Bett nicht mehr. Nachdem auch die Auren
einige Tage ausgeblieben waren, sahen wir erstmals zwei hysterische Anfälle. Sie warf sich
plötzlich bei der Visite hin und her, stöhnte, schnellte den Körper im Bett auf und ab, kniff
die Augenlider fest zu und stieß den Arm des Untersuchers zurück beim Versuch der Prüfung
der Pupillenreaktion. In diesen Tagen fand sich im Hirnstrombild unverändert eine leichte
Allgemein- und Hyperventilationsveränderung mit Grundrhythmusverlangsamung, hingegen
keine fokale Dysrhythmie. In einem solchen Anfall war das EEG normal, abgesehen von
Bewegungsartefakten. Während der anschließenden ambulanten Behandlung wechselten diese
Anfälle von Monat zu Monat. Entweder hatte die Patientin die verordnete Medikation (3
Zentropil und 3 Mesantoin täglich) „wegen Unverträglichkeit" reduziert oder weggelassen
und dann — wie die Fremdanamnese bestätigte — wieder psychomotorische Anfälle gehabt,
wobei das Intervall-EEG jeweils die fokale Dysrhythmie temporobasal links mit steilen Wellen zeigte. Oder aber sie hatte die Therapie befolgt und nur hysterische Anfälle. Einen dieser
konnten wir dann im EEG registrieren. Dabei waren keinerlei Veränderungen zum Intervall-
Hirnstrombild erkennbar.

Da die Kranke selbst keinerlei Unterschiede zwischen ihren Anfällen machte und stets
die ihr bekannte Aura angab, wurde die weitere ambulante Behandlung zu einem schließlich
scheiternden Bemühen, jeweils erneut die Art der vorangegangenen Anfälle zu diagnostizieren, ein Bemühen, das überhaupt nur durch die Beobachtung von Dritten ermöglicht werden
konnte. In dieser Situation stellte die Patientin einen Invalidisierungsantrag und brach dann
die Behandlung ab, nachdem wir diesen abgelehnt hatten.

Wir erfuhren nachträglich, daß sie seit Jahren unbehandelt häufige epileptische Anfälle
und eine deutliche epileptische Wesensänderung hat.

Epikrise: Die Kranke hat, aus ihrer Heimat vertrieben, eine überaus starke Bindung an ihre Eltern bewahrt, in deren Haushalt sie mit ihrem Ehemann lebte. Sowohl
in diese Ehe mit einem robusten und andererseits übertrieben fürsorglichen und darin
hilflosen Mann, als auch in ihre neue Umgebung hat sie sich nie selbstverständlich ein-

gelebt. Gegenüber den Eltern bewahrte sie ein kindlich-naives Vertrauen, besonders zur Mutter, während sie der übrigen Umwelt durchgehend mißtrauisch begegnete und Berührungsmöglichkeiten auf ein Mindestmaß beschränkt. Wie sie selbst leben auch die Eltern in einer Art Exklave in einer als eher feindlich erlebten Umgebung. Vor 3 Jahren unternahm die Patientin einen ernstgemeinten, aber erfolglosen Suicidversuch mit Leuchtgas. Allen Anforderungen, auch unserem Behandlungsversuch, hatte sie ein stereotypes „Ich kann nicht mehr tun" entgegengesetzt, ohne sich dabei allein auf ihre Anfälle zu berufen, deren Vorkommen allerdings ein erhebliches Argument darstellte.

Die Reproduzierbarkeit der Ablösung epileptischer durch hysterische Anfälle, die wir am vorigen Fall darstellten, zeigt sich hier als beliebig wiederholbar. Die hysterischen Anfälle waren abhängig vom Sistieren der epileptischen. Der Umstand, daß die Kranke hier ihre Medikation selbst in die Hand genommen hatte, sie absetzte oder beibehielt, zeigt diese Abhängigkeit noch deutlicher als in den vorigen Krankengeschichten. Die Patientin hatte entweder hysterische Anfälle, wenn sie die verordnete Dosis der Antiepileptica einnahm, oder epileptische, wenn sie diese Dosis herabsetzte oder wegließ.

Sie selbst trennte ihre verschiedenartigen Anfälle nicht und hatte von ihrem Erleben her damit eine niemals unterbrochene chronische Anfallskrankheit. Für ihre Umgebung gilt das Gleiche. Von diesem Gesichtspunkt aus hat die Kranke durchaus recht behalten, wenn sie die Behandlung ihrer epileptischen Anfälle für sinnlos hielt. Damit mußten aber die Anfälle für die Patientin einen möglichen Sinn haben.

Die folgenden vier Krankheitsverläufe zeigen untereinander und mit den vorhergehenden Fällen so deutliche Übereinstimmungen, daß wir uns kurz fassen können.

Fall 33: C. Sch. Die 32jährige Kranke leidet an einer symptomatischen Epilepsie. Sie erlitt durch eine Zangengeburt eine Hirnschädigung und erkrankte 7jährig an psychomotorischen Anfällen. 10 Jahre später traten nur im Schlaf epileptische Grand Mal auf. Mit 23 Jahren wurde sie wegen eines Grand Mal-Status bei uns stationär aufgenommen und erstmals antiepileptisch behandelt. Der neurologische Befund war regelrecht. Psychisch fand sich eine leichte Merkfähigkeitsstörung. EEG: Dysrhythmie temporobasal links mit steilen Wellen. PEG: o. B.

Ein Jahr später — sie war seither konsequent antiepileptisch behandelt und hatte keine Anfälle mehr — traten andere Anfälle auf, die in ihrer Form seither konstant blieben: Häufige, stundenlange „Spuck-Anfälle", bei denen sie mehrere Handtücher durchnäßt, daneben seltener ebenfalls stundenlange Anfälle mit typischem Arc de cercle. Das EEG ist seit dem Grand Mal-Status normal.

Die Kranke lebt mit ihrem geschiedenen Vater allein, der „sein Leben nach der Tochter ausgerichtet hat" (seine Äußerung). Inzestbeziehungen bestanden zumindest bis vor einigen Jahren. Alle Versuche der Trennung der Kranken von ihrem Vater schlugen fehl. Mehrere Arbeitsstellen verließ sie selbst oder wurde vom Vater zurückgeholt. Räumliche Trennungen, Aufnahmen in Internaten, waren jeweils Anlaß zur Steigerung ihrer hysterischen Anfälle. Selbst jede alltägliche und vom Vater immer angekündigte länger dauernde Abwesenheit wird von ihr prompt durch das Auftreten eines Anfalls entweder von vornherein vereitelt oder nachträglich, indem sie ihn zwingt, telefonisch gerufen, seine Abwesenheit vorzeitig abzubrechen. Zwei Suicidversuche der Kranken verliefen erfolglos.

Fall 34: K. L. Der 39 Jahre alte Patient hat seit dem 17. Lebensjahr vorwiegend im Schlaf Grand Mal, tagsüber isolierte epigastrische Auren, selten psychomotorische Anfälle. Vor 7 Jahren sahen wir stationär mehrfach Grand Mal. Bei normalem neurologischem Befund war er undifferenziert, infantil, ohne Zeichen epileptischer oder hirnorganischer Wesensänderung. PEG: o. B.

Nach Therapiebeginn bei dem bislang unbehandelten Patienten sistierten alle epileptischen Anfälle. Seither hat er nur noch hysterische von mehrstündiger Dauer: Einerseits Anfälle mit Hyperventilation und Armwedeln, ganz selten auch solche mit exzessiver Steigerung bis zum Arc de cercle. Das Hirnstrombild war in den letzten 6 Jahren normal.

Der Kranke lebt in enger Bindung an die verwitwete Mutter. Auch hier schlugen alle Lösungsversuche durch Arbeitsaufnahme oder Verlobung fehl. Eine kurze Ehe scheiterte. Ein Suicidversuch mißlang.

Fall 35: A. H. Der 25jährige Patient hat eine cerebrale Geburtsschädigung. Vor 4 Jahren erkrankte er an Grand Mal im Schlaf. Ein Jahr später traten psychomotorische Anfälle dazu.

Der neurologische Befund war normal. Es bestand eine charakteristische epileptische Wesensänderung. EEG: Focus mit steilen Wellen temporobasal links. PEG: Erweiterung des linken Seitenventrikels.

Nach Sistieren der epileptischen Anfälle unter entsprechender medikamentöser Therapie traten nach einem Bagatelltrauma des Kopfes wenige Monate später hysterische Anfälle auf, die seither anhalten. Das Hirnstrombild ist bislang auch im Intervall regelrecht.

Der Kranke lebt ohne Beruf zu Hause und wird von seiner Mutter wirkungsvoll an jeglicher eigenen Aktivität gehindert. Sie verbietet alles, „damit er gesund werde". Sie „befürchtet" einen Hirntumor bei dem Sohn, hält trotz aller Gegendarstellung an dieser Meinung fest und droht zuweilen ihrem Sohn regelrecht mit dieser eigenen Diagnose.

Fall 36: R. W. Der 37jährige Patient erkrankte im 9. Lebensjahr an vereinzelten indifferenten Absencen. Ohne Aura war er für wenige Sekunden nicht ansprechbar, starrte vor sich hin und war dann ohne Übergang plötzlich wieder bei sich. Kurz darauf begannen vorwiegend im Schlaf Grand Mal und mit 27 Jahren auch psychomotorische Anfälle.

Zwei Jahre später sahen wir den 29jährigen in unserer Klinik. Er bot einen regelrechten neurologischen Befund. Psychisch wirkte er undifferenziert, gutmütig, aber auch umständlich, merkschwach, langsam. Wir diagnostizierten eine beginnende Demenz. EEG: Langsame 8—9/sec-Alphaaktivität, fokale Dysrhythmie mit steilen Wellen temporobasal links.

Kurz nach Therapiebeginn — der ersten Behandlung nach 20jährigem Epilepsieverlauf — sahen wir erstmals hysterische Anfälle neben den epileptischen, später nur noch erstere. Sie boten ein sehr wechselndes Bild. Zu diesen, zum Teil mit klassischem Arc de cercle verlaufenden kamen andere hinzu, die als ausgesprochene Wutanfälle imponierten und in denen er wild um sich schlagend seine Umgebung bedrohte.

Bei einer neuerlichen stationären Aufnahme im Alter von 35 Jahren hatte er nur noch die hysterischen Anfälle, die häufig und bei der geringsten Kränkung auftraten. Das Hirnstrombild war im Intervall, wie auch in einem solchen Anfall allgemeinverändert und zeigte keine für Epilepsie charakteristischen Potentiale.

2 Jahre später wurde der Patient (37jährig) uns erneut unter der Diagnose eines Status epilepticus überwiesen. Er bekam sogleich einen Anfall von 20minütiger Dauer. Auf dem Stuhl sitzend sank er langsam, sich nach rechts drehend, zusammen, ohne vom Stuhl zu fallen, richtete sich dann auf und sank langsam mit waagerecht ausgebreiteten Armen nach hinten, mit den Schultern auf der Stuhllehne aufliegend, den Kopf nach hinten gebeugt und blieb so bewegungslos ca. 5 min sitzen. Dann begann er stotternd zu sprechen, stellte sich auf, lief breitbeinig und wild blickend, mit den Armen wedelnd im Zimmer herum. Durch Zureden ließ er sich jeweils auf seinen Stuhl zurückbringen, um erneut aufzustehen und in der genannten Art herumzulaufen.

Epikrise: Die wesentlichen klinischen Daten dieser vier Kranken zeigen eine auffallende Entsprechung. Sie hatten alle vorwiegend oder nur im Schlaf Grand Mal, daneben psychomotorische Anfälle und im EEG den Befund von fokalen Steilwellen temporobasal links. Die nach medikamentöser Unterdrückung der epileptischen Anfälle zu beobachtenden hysterischen konnten bei allen Kranken unter dem voll ausgeprägten klassischen Bild ablaufen, wie es von CHARCOT beschrieben war. Das Intervall- und Anfalls-EEG war von da an jeweils unauffällig bzw. nur allgemeinverändert.

Der Szenenwechsel der Anfälle war uns von den Kranken und von ihrer Umgebung nicht mitgeteilt. Er war nur insofern registriert worden, als die Anfälle seit der
antiepileptischen Behandlung als verschlimmert und verlängert beschrieben wurden.
Für die Kranken und für die Umgebung dauerte damit eine einzige, nicht differenzierte Anfallskrankheit fort. Diese auffällige Beobachtung verweist auf lebensgeschichtliche Zusammenhänge und verlangt die Überlegung, welche Bedeutung dem Aufhören der epileptischen Anfälle für den Kranken zukommt. Entscheidend scheint zu
sein, daß überhaupt Anfälle vorkommen bzw. weitergehen, wie auch, daß diese sich
im Verlauf gegenseitig vertreten können. Auf dieses Phänomen der Vertretbarkeit
von Anfällen heterogener Art und auf dessen allgemeinmedizinische Bedeutung hat
PLÜGGE (1948) bei anfallsartigen Krankheiten der inneren Klinik hingewiesen.

Abgesehen von der Tatsache des Anfallswechsels zeigen unsere Fälle dieser Gruppe
eine extrem starke Bindung an einen Elternteil und gleichzeitig das Mißlingen aller
Versuche zur Verselbständigung, sei es auch nur die oberflächlichere Beziehung außerhalb der Familie.

Fall 37: G. N. Als die 53jährige Patientin in unsere Behandlung kam, stellten wir zunächst eine Fehldiagnose. Sie hatte mit 24 Jahren während ihrer zweiten Gravidität Grand
Mal bekommen, die etwa 2—3mal im Jahr und immer nur während des Schlafes auftraten.
Nach der Schilderung des Ehemannes war sie dabei tief bewußtlos, nicht ansprechbar, blau
im Gesicht, steif gestreckt. Nach einer halben Minute begannen symmetrische klonische Zukkungen. Nach 2 min war der Anfall vorüber und ging in Schlaf über. Sie selbst merkte diese
Anfälle am nächsten Tag höchstens an Hand eines Zungenbisses und an der körperlichen
Abgeschlagenheit. Nach 20jährigem Verlauf hatte sie an mehreren aufeinander folgenden
Tagen jeweils eine Serie von 4—6 Anfällen, die tagsüber auftraten und die im weiteren Verlauf ebenfalls oft in kurzen Serien etwa 5mal im Monat beobachtet wurden.

Wir diagnostizierten eine Schlaf-Grand Mal-Epilepsie, die in eine diffuse Verlaufsform
übergegangen war. Wir nahmen eine hereditäre Genese an, weil ein Enkelkind seit dem
7. Lebensjahr ebenfalls Grand Mal hat.

Der neurologische Befund war regelrecht. Psychisch wirkte die Pat. deutlich verlangsamt,
reizbar, merkschwach. EEG: Leichte Allgemein- und Hyperventilationsveränderung, sonst
unauffällig.

Wir korrigierten die vorher unzureichende medikamentöse Therapie, worauf dann seit
3 Jahren keine Grand Mal im Schlaf mehr auftraten, die Anfälle aus dem Wachen sich aber
häuften.

In dieser Zeit kam sie mit ihrem Mann in die Ambulanz, blieb wortlos mit abgewandtem
Gesicht etwa eine Minute stehen. Als wir ihr einen Stuhl anboten, lehnte sie sich gegen die
Tür, rutschte dann langsam zu Boden, lag auf dem Rücken, das Gesicht mit der linken Hand
bedeckend, und begann heftig zu strampeln, bis sie sich bloßgestrampelt hatte. Beim Versuch,
sie aufzurichten, wehrte sie sich, konnte aber trotzdem auf die Beine gestellt werden und
ging dann selbst zum Stuhl.

Die erneute Erhebung der Anamnese ergab jetzt ein ganz anderes Verlaufsbild der Erkrankung: Ihre Anfälle im Schlaf wurden wiederum wie typische epileptische Grand Mal geschildert, die immer gleich aussahen. Das Bild ihrer „Tag-Anfälle" war wechselnd. Sie glichen
entweder dem gerade beobachteten oder waren Zustände von Schluchzen und Schreien. Sie
bestanden seit 10 Jahren, seit der ersten erwähnten Serie, die der Ehemann spontan einen
„Katastrophenzustand" nannte. Sie selbst erklärte, daß letztere Anfälle immer nach einer
starken Aufregung erfolgten, die sie „nicht herausbringen" könne. Die einleitende Serie begann, als sie herausgefunden hatte, daß ihr Mann sie betrog. Er trinke und vernachlässige
sie seither derart, als sei sie nicht mehr mit ihm verheiratet.

Epikrise: Die chronische hereditäre Grand Mal-Epilepsie schien zunächst ein typisches Beispiel zu sein für den Übergang von Schlaf-Grand Mal in eine diffuse Verlaufsform. Erst die Beobachtung eines hysterischen Anfalls ließ nachträglich alle seit 10 Jahren tagsüber vorkommenden Anfälle als hysterische klären. Indem beide Anfallsarten auch einige Jahre nebeneinander einhergingen, entsprechen sie im Verlauf nicht den vorhergehenden, sondern eher denen in der Gruppe II dargestellten. Auch diese Patientin, ihr Mann und alle an der Behandlung Beteiligten hatten den Wechsel der Anfallsart 10 Jahre lang nicht realisiert, obgleich die Anfälle im Erscheinungsbild zu unterscheiden waren.

Obgleich hier beide Anfallsformen nachträglich als unabhängig nebeneinander hergehende imponieren, ist doch auffällig, daß erst das Sistieren der epileptischen zu einer deutlichen Häufung der hysterischen geführt hat.

Fall 38: H. I. Als jüngstes von sieben Geschwistern war er bei der Geburt übertragen, wurde asphyktisch geboren und soll 5 Tage bewußtlos gewesen sein. Seine Entwicklung verlief verzögert. Er lernte mit 2 Jahren laufen, mit 4 sprechen. 13jährig bekam er im Schlaf Grand Mal, die unter antiepileptischer Therapie sistierten. 20jährig wurde er in einem „Grand Mal-Status" hier eingewiesen, der sich als eine Serie hysterischer Anfälle entpuppte. Jeder Anfall ging unter dem typischen Bild des großen hysterischen mit Arc de cercle einher.

Diese Anfälle hatten 4 Wochen vorher begonnen, kurz vor der Entlassung aus einer anderen Klinik, in der er wegen Kopfschmerzen und wegen des Verdachts auf einen Hirntumor eingewiesen war. Dort waren alle Untersuchungsbefunde, einschließlich der kontrastdiagnostischen, normal. Die Untersuchung des leicht schwachsinnigen Kranken ergab eine durchgehende rechtsseitige Eigenreflexsteigerung, Mitbewegungen rechts bei Innervation links. EEG: Unregelmäßig, Herdbefund occipital links mit vermehrten Zwischenwellen. Keine Krampfpotentiale. Wir stellten die Diagnose einer Residualepilepsie.

Die hysterischen Anfälle wurden schon am ersten Tag in der Klinik nur noch gelegentlich und in geringer Ausprägung beobachtet, hörten drei Tage später völlig auf, mit einem Rückfall beim Besuch der Mutter. Wir erfuhren nur, daß er seine Tätigkeit in einer Gärtnerei haßte, vom Vater jedoch dazu angehalten wurde. Eine nähere Klärung scheiterte am Schwachsinn des Kranken und an der Sperrung seiner überfürsorglichen Mutter, die nichts anderes im Auge hatte als den lebensbedrohlichen Zustand, den Hirntumor des Sohnes.

2—3 Tage nach der Klinikentlassung bekam er zu Hause erneut hysterische Anfälle. Die Mutter brachte ihn wiederum aus der Befürchtung eines Hirntumors zweimal in unsere Ambulanz und dann jeweils dramatisch im Krankenwagen in andere Kliniken.

Epikrise: Der schwachsinnige Kranke mit einer Oligoepilepsie nach frühkindlicher Hirnschädigung bekam hysterische Anfälle kurz vor einer Klinikentlassung, die sich dann jeweils nach weiteren Klinikaufenthalten zu Hause wieder einstellten oder auch nur beim Besuch der Mutter in der Klinik.

Der als Sorgenkind und in seiner Entwicklung verzögert aufgewachsene Patient wird von seiner Mutter überfürsorglich überwacht. Mit ihrer nicht korrigierbaren Angst, daß er an einem Hirntumor leide, lebensbedrohlich krank sei, züchtet sie seine hysterischen Anfälle durch fortwährende dramatische Klinikeinweisungen.

Die Entstehungsbedingungen sekundärer Neurotisierung bei hirnorganisch geschädigten Kindern hat LEMPP kürzlich analysiert. Das neurotisierende Moment ist jeweils die inadäquate Zuwendung der Erzieher auf die von Anfang an bestehenden Erziehungsschwierigkeiten. Im vorliegenden Fall ist die Unkorrigierbarkeit der Angst der Mutter so auffällig, daß man in dieser Überfürsorge und in der „Befürchtung" einer lebensbedrohlichen Erkrankung nur den verdrängten Wunsch sehen kann, daß es sich tatsächlich so verhalte.

Fall 39: L. K. Die 18jährige Patientin hat seit 6 Jahren meist morgens aus dem Schlaf heraus und davon aufwachend linksseitige brachiofaciale Jacksonanfälle, die öfters in einen großen generalisierten epileptischen Krampfanfall einmünden und jeweils von einer immer vorübergehenden postparoxysmalen Parese des linken Armes begleitet sind.

Mit 16 Jahren wurde sie unter der Annahme eines Hirntumors operiert. Der Verdacht bestätigte sich nicht. Postoperativ bestand eine vorübergehende linksseitige Armlähmung.

Ein Jahr später kam sie in unsere Klinik. Neurologisch: Eigenreflexsteigerung am linken Arm, Dysdiadochokinese der linken Hand, sonst regelrecht. Psychisch wirkte sie matt, gleichgültig, hirnorganisch wesensverändert. EEG: Herdbefund präzentral rechts mit vermehrten Zwischenwellen und fokaler Dysrhythmie. Wir diagnostizierten eine Residualepilepsie. Unter der Therapie mit 4 Tabletten Zentropil sahen wir dann immer um die gleiche Zeit abends 1—2 Anfälle mit heftigem Strampeln, Radfahrbewegungen der Beine, manchmal mit heftigem Hin- und Herwälzen, wobei sie vertrackte Körperstellungen einnahm. Das Anfalls-EEG differierte gegenüber den im Intervall abgeleiteten Hirnstrombildern insofern, als abgesehen von überlagernden Bewegungsartefakten bei unverändertem Herdbefund die Dysrhythmie fehlte.

Als wir wegen des Zweifels an der Epilepsiediagnose die Antiepilectica reduzierten, traten zwei Tage später eindeutig epileptische Anfälle auf. Sie stürzte bewußtlos heftig zu Boden, bekam nach einer tonischen Streckstarre symmetrisch klonische Krämpfe, war zyanotisch. Das EEG während dieser Anfälle entsprach der tonischen Phase eines Grand Mal mit synchronen Betakrampfspitzen über allen Ableitungspunkten während 20 sec.

Die anfänglichen hysterischen Anfälle konnten wir dann auch bei nächtelanger Kontrolle nicht mehr beobachten. Hingegen entwickelte sich plötzlich eine linksseitige hysterische Armlähmung.

Epikrise: Die hirngeschädigte Kranke (Residualepilepsie, später Hirnoperation) hatte zunächst epileptische Anfälle, linksseitige faciobrachiale Jacksonanfälle und fokal eingeleitete Grand Mal, die bereits unter Zentropil sistierten, bevor wir die Patientin kennenlernten. Der Zeitpunkt und die näheren Umstände des Umschlags in hysterische Anfälle sind unbekannt, weil dieser Anfallswechsel nicht bemerkt wurde und deshalb eine Therapieresistenz der Epilepsie angenommen worden war.

Wir kennen nur die rückläufige Entwicklung, indem durch die Zentropilreduktion wieder epileptische Anfälle auftraten, nachdem wir hysterische beobachtet hatten.

Anders als bei den bisher dargestellten Fällen kam es hier beim Neuauftreten der epileptischen jedoch nicht zu einer völligen Ablösung der hysterischen Symptomatik, sondern nur zum Sistieren der hysterischen Anfälle. Dafür trat eine linksseitige hysterische Armlähmung auf.

Wie schon in einigen Fällen beschrieben, war auch hier zu beobachten, daß das Hirnstrombild während des hysterischen Anfalls die sonst im Intervall und auch in der gleichen Kurve registrierte fokale Dysrhythmie vermissen ließ.

Fall 40: E. O. Die 29jährige Kranke hatte seit dem 15. Lebensjahr diffuse Grand Mal und indifferente Absencen in nicht pyknoleptischer Häufigkeit. Bis zu unserer Behandlung hatte sie Antiepileptica immer nur unregelmäßig eingenommen.

Die neurologischen Befunde waren regelrecht. Psychisch wirkte sie verlangsamt. Neben den epileptischen Anfällen ließen sich anamnestisch mehrfache, situativ verständliche und gegen die Mutter gerichtete aggressive Ausbrüche eruieren. Nach unserem Eindruck ließ die Mutter jegliches Verständnis für die Erkrankung ihrer Tochter vermissen. Im EEG zeigten sich bei einer leichten Allgemeinveränderung rasche, unregelmäßige Spike-wave-Muster. Während der Hyperventilation kam es zu einem Anfall mit rhythmischem Lidflattern, der ebenfalls von einem Spike-wave-Muster begleitet war.

Drei Wochen nach unserem Behandlungsbeginn wurde die Patientin im Krankenwagen zu uns gefahren. Sie hatte seither keine epileptischen Anfälle mehr gehabt. Im Krankenwagen liegend zitterte sie am ganzen Körper und schlug um sich, wenn man sie anfaßte. Sie war nicht bewußtlos. Ein Kontakt war durchaus herstellbar. Ihr Schlagen war eindeutig zielbewußt: „Passen Sie auf, daß ich Sie nicht treffe", „Halten Sie mich fest, sonst passiert was", „Meine Hände wissen nicht, was sie tun" waren ihre Ankündigungen oder vorbereitenden Entschuldigungen, auf ihre Umgebung einzuschlagen. Im EEG fanden sich in diesem Zustand keine pathologischen Veränderungen. Der Alpharhythmus war streckenweise blockiert. Während der EEG-Ableitung bot sie mannigfaltige hysterische Anfälle mit offensichtlichem sexuellem Aufforderungscharakter. Sie zog sich den Rock hoch, forderte den Untersucher auf, sie „ganz fest anzupacken", drückte ihre Hände unter den Leib, klammerte sich an den Untersucher an.

Epikrise: Bei der uns nur aus ambulanten Untersuchungen bekannten Kranken können wir allein beschreibend darstellen, wie mit dem Sistieren der epileptischen Anfälle hysterische auftraten, die einen deutlichen Aufforderungscharakter hatten. Darüber hinaus ist nur bekannt, daß erhebliche interfamiliäre Spannungen bestanden, in denen die Mutter kein adäquates Verhältnis zu der Erkrankung ihrer Tochter aufbringen konnte und die Patientin bereits während der Zeit ihrer epileptischen Anfälle deutliche Aggressionstendenzen gegen die Mutter erkennen ließ. Nach Sistieren der epileptischen Anfälle zeigten sich dann die hysterischen, die zunächst eine ungerichtete Aggression ausdrückten und während der Beobachtungsdauer immer deutlicher sexuelle Darstellungstendenz bekamen. Diese Szenerie, die wir schon an einigen Fällen der vorigen Gruppe beschreiben konnten, mutet analog dem Fall 31 so an, als werde ein neurotischer Konflikt, der während der chronischen epileptischen Anfälle verdeckt ist, durch das Sistieren jener Anfälle aktualisiert.

Fall 41: I. H. 1940 geboren, war die Patientin ein unerwünschtes Kind, weil der Vater epileptische Anfälle hatte und die Mutter damals als „Halbjüdin" galt. Die Geburt der Patientin stellte zu dieser Zeit eine effektive Lebensbedrohung für beide Eltern dar, die während des 3. Reiches in Deutschland im Versteck lebten, völlig abgeschlossen von jeder Verbindung außerhalb der weiteren Familie. Schon die Schwangerschaft der Mutter war Anlaß zu erheblichen Spannungen und Auseinandersetzungen im weiteren Familienkreis gewesen. Im Alter von 2 Jahren verbrühte sich das Kind schwer (unter uns nicht bekannten Umständen) an Bauch und Beinen und mußte mehrere Monate bäuchlings mit angebundenen Beinen ans Bett gefesselt liegen. Bis zum 4. Lebensjahr war die Blasenbeherrschung verspätet, die Entwicklung sonst körperlich normal.

1944 erlebte die 4jährige allein außer Haus einen Bombenangriff. Danach kam sie verstört zurück, verstand an sie gerichtete Worte nicht richtig und stotterte. Innerhalb weniger Wochen entwickelte sich eine völlige Taubheit, während die Enuresis nocturna aufhörte. In den nächsten Monaten verlernte sie das Sprechen. (Die Sprachentwicklung war vorher regelrecht.) 1945 konnte das Kind erstmals in ärztliche Behandlung gegeben werden. Damals wurde eine „eigenartige, vorwiegend expressive Sprachstörung auf der Stufe des kindlichen Stammelns — ein Agrammatismus bei sicher erhaltener Hörfähigkeit" diagnostiziert und das Versagen auf mangelnde Aufmerksamkeit gegenüber den Höreindrücken zurückgeführt Diese Störung wurde später als „hysterische Taubstummheit" bezeichnet. Das Symptom verschwand, als das Kind im Alter von 12 Jahren zu Pflegeeltern kam. Im Abstand von höchstens 2 Monaten begannen dann hysterische Anfälle, deren Frequenz sich von Jahr zu Jahr steigerte.

1956 sahen wir die 16jährige erstmals ambulant. Sie hat täglich 2—3 Anfälle. In der Ambulanz diagnostizierte man aus der Beschreibung der Patientin psychomotorische Anfälle. Wegen der völligen Unbeeinflußbarkeit durch hochdosierte antiepileptische Therapie (Mylepsin, Comital L, Antisacer, Zentropil, Mesantoin) und wegen des bei 5 Kontrollen normalen Hirnstrombildes wurde sie ein Jahr später stationär aufgenommen.

Neurologisch o. B. Psychisch: Leichte Debilität, keine epileptische oder hirnorganische Wesensänderung. Mehrfache Wach-EEG: Regelmäßiges Alpha-EEG ohne pathologischen Befund; Schlaf-EEG: Mehrfach steilere Potentiale, keine für Epilepsie charakteristischen Wellenformen.

Die damals stationär beobachteten täglichen Anfälle waren eindeutig hysterischer Art. Sie waren prompt zu unterbrechen. Der Anfall begann gewöhnlich mit einem unregelmäßigen Zittern des Unterkiefers, dann des Kopfes, bis sich das Zittern des ganzen Körpers bemächtigte, in der Intensität auf- und abflauend, manchmal sich steigernd zum Umsichschlagen. Es stellte sich damals heraus, daß die Patientin während ihrer angeblichen Taubstummheit nicht gelernt hatte, vom Mund abzulesen, sondern akustisch erfaßt hatte.

Nach Absetzen aller Antiepileptica änderte sich nichts an der Häufigkeit und am Bild der Anfälle. In den nächsten Jahren stand sie in regelmäßiger psychoanalytischer Behandlung. Die daraus gewonnenen Ergebnisse waren uns leider nicht mitgeteilt worden.

1959 wurde sie 19jährig vom Psychoanalytiker zu uns überwiesen, weil es zu einer Häufung der Anfälle und zu einer deutlichen Änderung des Anfallsbildes gekommen war. Damals sahen wir in der Ambulanz einen eindeutig epileptischen, und zwar adversiv nach rechts eingeleiteten psychomotorischen Anfall. Sie hörte plötzlich auf zu sprechen, lehnte sich im Stuhl zurück, wobei sich der Kopf langsam nach rechts drehte. Dabei war sie nicht ansprechbar und bekam blaue Lippen. Nach etwa 20—25 sec setzte sie sich „verlegen" im Stuhl zurecht, war noch immer nicht ansprechbar, zupfte mit den Händen am Kleid herum und war nach höchstens zwei Minuten wieder klar bei Bewußtsein. Sie wandte sich zu, wirkte attent. Sehr auffällig war jedoch eine „Taubheit", die den kurzen postparoxysmalen Dämmerzustand um Minuten überdauerte. Die schon offensichtlich bewußtseinsklare Patientin reagierte auf alle Fragen mit klarer Stimme: „Ich kann Sie nicht verstehen". Im EEG zeigte sich am gleichen Tag erstmals eine fokale Dysrhythmie mit häufigen steilen Wellen temporobasal links.

Wegen der Vorgeschichte und der eigentümlichen „Taubheit" im Dämmerzustand waren wir jedoch trotz des intervallären EEG-Befundes und des eindeutigen Anfallsbildes skeptisch und begannen keine antiepileptische Therapie. Die täglichen Anfälle dauerten fort. 6 Wochen später bekam sie zu Hause den ersten großen generalisierten epileptischen Krampfanfall. Mit einem Initialschrei stürzte sie einige Kellerstufen hinab, war blau im Gesicht und zuckte symmetrisch.

Die dann eingeleitete antiepileptische Behandlung führte sofort zu einer wesentlichen Minderung der zunächst täglichen psychomotorischen Anfälle. Auf Mesantoin, das während der Zeit der hysterischen Anfälle überhaupt keine Wirkung hatte, sistierten alle klinisch manifesten Anfälle. Die Kranke hatte aber weiterhin wöchentlich mehrfach isolierte epigastrische Auren, die der Therapie trotzten. Die sonst völlig im häuslichen Bereich, im Zusammenleben mit der Mutter aufgehende Patientin erlernte dann einen Beruf und verlobte sich mit 21 Jahren.

Eine Woche vor der Heirat entwickelte sich — 2 Jahre später — eine bedrohliche Leukopenie, die uns zwang, die Patientin aus der Hochzeitsreise zurückzuholen und stationär auf Mylepsinum umzustellen. Trotz des Umsetzens blieben die klinischen Anfälle aus, während weiterhin isolierte Auren auftraten. Monate später ließ sie 14 Tage nach der Geburt eines Sohnes alle Antiepileptica weg und hatte einen Tag später ihren zweiten großen epileptischen Krampfanfall.

Sie ist seither unter regelmäßiger Einnahme von Antiepileptica klinisch anfallsfrei bis auf 2—3 isolierte Auren im Monat, deutlich weniger als vor der Entbindung.

Epikrise: Die Entwicklung von hysterischen zu epileptischen Anfällen galt immer als selten und wurde immer als zufällig interpretiert (CHARCOT; SOMMER; BRATZ u.a.). Eine kasuistische Darstellung solcher Entwicklung fanden wir in der Literatur nicht, ebenfalls keine, in der eine solche Ablösung beschrieben wäre.

Die Krankengeschichte der durch den epileptischen Vater hereditär belasteten Patientin ist zunächst geprägt von neurotischen, zum Teil hysterischen Symptomen, die sich von der Kindheit an sich gegenseitig aufhebend ablösten, bzw. ersetzten, und erst mit dem Beginn der epileptischen Anfälle verschwanden. Vom Ausdrucksgehalt der Symptome her bietet die Kranke eine sich zuspitzende Entwicklungsstörung, eine Progredienz: von der verspäteten Blasenbeherrschung über Stottern und Taubheit zur „Taubstummheit", dann zu hysterischen Anfällen. Dann treten psychomotorische

Anfälle auf und ein Grand Mal, die durch die antiepileptische Therapie auf isolierte Auren zurückgedämmt wurden. Ein zweiter großer generalisierter epileptischer Krampfanfall ereignete sich nach einer Entbindung, nachdem die Patientin ihre Antiepileptica weggelassen hatte.

Der Verlauf ist verschieden interpretierbar: Man könnte hierin ein Beispiel der Psychogenie der Epilepsie sehen, wenn man von der Progredienz hysterischer Symptombildung ausgeht und deren äußersten Steigerungsgrad (s. CHARCOT; HOCHE) dann in den epileptischen Anfällen sieht. Der epileptische Anfall wäre so ein Symptom der Neurose (FREUD).

Neben der Darstellung einer solchen psychischen Determinierung der Anfälle wäre es auch möglich, den Verlauf als hereditäre Epilepsie zu deklarieren und anzunehmen, daß die Patientin wegen ihrer leichten Debilität allgemein zu primitiven Reaktionen neige.

Es wäre auch vertretbar, die psychomotorischen Anfälle als symptomatische aufzufassen, oder aber die Manifestation der Epilepsie aus einem Zusammenwirken hereditärer und symptomatischer Faktoren zu begreifen. Die Summierung ätiologischer Bedingungen für die Epilepsie kann aber noch bereichert werden. Die Rolle der Epilepsie des Vaters erschöpft sich keineswegs in Biologischem — in der hereditären Belastung. Sie ist ebenfalls konstitutiv für die neurotische Fehlentwicklung, für eine von Anfang an erheblich gestörte Eltern-Kind-Beziehung. Diese wiederum hat aber ihren Grund in einer umfassenderen und wohl radikalen „Beziehungsstörung" der Familie zur Umwelt, nämlich der des Dritten Reiches, in der die Familie nur abgekapselt und ständig in tödlicher Gefahr lebte.

Diese ätiologischen Überlegungen lassen sich vertreten. Es wird allerdings klar, daß sie gerade die Eigenart dieses Krankheitsverlaufes nicht verstehen lassen, die in der Ablösung eines Symptoms durch das andere gegeben ist. In der neurotischen Entwicklung kam es in aktuellen Krisen jeweils zu einem das vorangehende Symptom ablösenden neuen, bis dann die cerebrale Funktionsstörung die hysterische Symptomatik ablöste.

In dieser Stellvertretung der Symptome (VON WEIZSÄCKER) wird die innere Beziehung der so differenten „Krankheiten" eklatant, die sich einmal im chronischen hysterischen Symptom und zum anderen in chronisch-epileptischen Anfällen „ausdrückt" — unabhängig von pathogenetischen Erklärungen, sei es der Psycho- oder Organogenese der epileptischen bzw. der hysterischen Symptomatik.

An Kranken einer Inneren Klinik stellte ENKE (1962) fest, wie im Prozeß der Somatisierung, die ja auch hier vorliegt, eine echte Umstrukturierung der Persönlichkeit stattfindet. Die neurotischen Störfaktoren wandern in den Hintergrund. Im Vordergrund der Persönlichkeit spiegelt sich eine wachsende und vom psychologischen her echte, d.h. gelungene Anpassung. Daß diese „erkauft" wurde durch die Entstehung körperlichen Leidens, ist dem Patienten keineswegs bewußt. Der Somatisierungsvorgang erscheint als eine umfassende Fehl-Leistung der Persönlichkeit. Der Somatisierungsgewinn besteht in einer Normalisierung des personalen Vordergrundes.

Diesem Prinzip läßt sich auch unser Verlauf zuordnen. Erst mit dem Entstehen der Epilepsie kommt es bei unserer Patientin zu einer Verselbständigung gegenüber den familiären, festgehaltenen Bindungen. Sie erlernt einen Beruf, verlobt sich und heiratet.

Wenn wir in den übrigen Fällen dieser Gruppe eher das Gegenteil dieser Entwicklung darstellen konnten: das Verharren in frühkindlichen Beziehungen, das Mißlingen der Verselbständigung, dann liegt diese Diskrepanz allein darin begründet, daß wir hier im Gegensatz zu den übrigen Fällen langjährigen Epilepsieverlaufes einen Fall vor uns haben, der kurz nach dem Beginn der epileptischen Anfälle so intensiv behandelt wurde, daß ihre Chronifizierung unterbrochen wurde.

Noch eine wesentliche Beobachtung ist aus diesem Falle festzuhalten: die partielle Ausdrucksgemeinschaft der psychomotorischen und der hysterischen Anfälle: Sie verleitete uns zunächst zu einer Fehldiagnose, indem wir die hysterischen Anfälle als psychomotorische ansahen. Nicht nur die Kenntnis dieser falschen Diagnose, sondern auch das Auftauchen eines früheren hysterischen Symptoms — der „Taubheit" — im postepileptischen Dämmerzustand verleitete uns dann wiederum wenn nicht zu einer Fehldiagnose, dann doch zur nicht gerechtfertigten Zurückhaltung, bis der erste große generalisierte epileptische Krampfanfall uns zur Anerkennung einer Entwicklung von der hysterischen zur epileptischen Symptomatik zwang.

Diskussion

Bei den 14 Kranken dieser Gruppe ließ sich eine Ablösung chronisch epileptischer Anfälle durch dann ebenfalls chronische hysterische darstellen (Fall 28—40), bzw. im Fall 41 auch der umgekehrte Verlauf.

Diesen Szenenwechsel der Anfälle, der abhängig war vom therapeutisch erzwungenen Sistieren der vorangegangenen Anfallsart, konnten wir (RABE, 1965) erstmals beschreiben.*

Die Abhängigkeit des Anfallswechsels vom Therapieeffekt kann erklären, weshalb derartige Verläufe erst auftreten konnten, seit hochwirksame Antiepileptica zur Verfügung stehen, mit denen in einer Vielzahl von Fällen ein Sistieren der epileptischen Anfälle erzielt werden kann. Wir stehen auch erst seit dieser Zeit vor der Erfahrung, daß es leichter ist, eine Anfallsfreiheit zu erreichen als auf die Dauer zu erhalten. Damit wird die Epilepsiebehandlung mehr und mehr neben einem pharmakologischen auch ein psychologisches und soziales Problem.

Als weitere Erklärung für das Fehlen vergleichbarer Beobachtungen in der Literatur läßt sich die erhebliche diagnostische Schwierigkeit anführen, die wir anläßlich der Differentialdiagnose erörterten: Bei sicher diagnostizierten chronischen Epilepsien ergibt sich in der Regel kein Anlaß zu einer erneuten diagnostischen Bemühung um einzelne Anfälle im Verlauf. Das Wissen um die Möglichkeit eines Anfallswechsels ist deshalb schon aus diagnostisch-therapeutischen Gründen außerordentlich wichtig:

Im Verlauf der medikamentösen Behandlung von chronischen Epilepsien werden — wie hier exemplifiziert — weder vom Kranken noch von seinen Angehörigen Änderungen des Anfallsbildes spontan angegeben. Der Szenenwechsel zu hysterischen Anfällen nach Sistieren der epileptischen bleibt demnach dem Therapeuten unbekannt, so lange er ihn nicht selbst zufällig beobachten kann, oder ausdrücklich danach fragt. Zu dieser Frage bedarf es aber einer begründeten Veranlassung.

Ohne diese Kenntnis werden unter der irrigen Annahme einer Unwirksamkeit der jeweils verordneten Medikamente bzw. deren Dosierung bei diesen Patienten immer

---

* Während der Drucklegung wurde mir eine Bestätigung dieser Beobachtung von MATWIJEWICZ et al. (1968) bekannt.

wieder Dosissteigerungen bis zur Toleranzgrenze und dann völlige Umstellungen der Antiepileptika vorgenommen — ohne jeden nachhaltigen Effekt.

Weil die Therapieresistenz epileptischer Anfälle häufig ein ernst zu nehmendes Symptom ist, das u.U. auf eine symptomatische Genese hinweisen kann, werden bei diesen Patienten wegen der vermeintlichen Therapieresistenz auch noch überflüssige kontrastdiagnostische Untersuchungen vorgenommen.

Wechselt aber ein solcher Patient im Stadium seiner hysterischen Anfälle den Therapeuten, so werden ihm die wirksamen Antiepileptica entzogen, die zum Sistieren der epileptischen Anfälle geführt hatten, mit dem höchst unerwünschten Resultat eines Rezidivs seiner Epilepsie.

Als praktische Folgerung aus den dargestellten Verläufen ergibt sich damit die Forderung, bei therapieresistenten Fällen diagnostisch gesicherter chronischer Epilepsie die Anfallsdiagnose erneut zu erarbeiten, auch unter nochmaliger Einziehung fremdanamnestischer Anfallsschilderung.

Unter Therapieresistenz darf dabei allerdings nur verstanden werden, daß epileptische Anfälle trotz regelmäßiger Einnahme der für die Anfalls- und Verlaufsform jeweils indizierten Antiepileptica bis zur Höchstdosis weiter auftreten. Ohne diese Einschränkung ist der Begriff der Therapieresistenz als diagnostisches und therapeutisches Merkmal sinnlos.

Die beschriebenen Verläufe sind jedoch keineswegs allein aus praktischen diagnostisch-therapeutischen Gründen wesentlich.

Sie stellen Bedingungen der Kombination von hysterischen und epileptischen Anfällen quasi experimentell dar. Mit der Beobachtung ihrer gegenseitigen Ablösbarkeit ist nochmals ein Beweis gegen die Annahme einer zufälligen Kombination beim gleichen Patienten geliefert.

Der therapeutische Eingriff in den Spontanverlauf der chronischen Epilepsie kommt einem Experiment gleich, das prinzipielle Einsichten in das Behandelte selbst vermitteln kann.

Dafür beispielhaft sind die fruchtbaren Erkenntnisse, die LANDOLTs Entdeckung der forcierten Normalisierung des Hirnstrombildes bei Epileptikern (1955) eingeleitet hat. Mit seiner Beobachtung eines meist therapiebedingten Umschlages der chronischen Epilepsie in eine Psychose schizophrenen Gepräges und der analogen Entsprechung von Anfallsminderung, Normalisierung des Hirnstrombildes und zunehmender psychischer Verstimmung hat die Epilepsieforschung neue Dimensionen gewonnen. Sie ist aus der Reduzierung auf die Anfälle wieder zu der Einsicht in eine umfassendere Symptomatik vorgedrungen. Das alternative Ausschließungsverhältnis von Anfallsleiden und Psychose hat TELLENBACH (1965) veranlaßt, eine gleiche Grundstörung für beide anzunehmen. Seine Einschränkung der Alternative auf Kranke mit Aufwachepilepsie können wir hingegen nicht bestätigen. Unser Fall 8 zeigt den gleichen Verlauf eines Umschlags in eine Psychose einer psychomotorischen Epilepsie. Auch LANDOLT hat die „forcierte Normalisierung" zunächst nur bei Patienten mit psychomotorischen Anfällen beschrieben.

Die der Antinomie von Epilepsie und Psychose entsprechende, entgegengesetzte Beobachtung des Auftretens einer Dysrhythmie im Hirnstrombild bis zur Manifestation epileptischer Anfälle im Verlauf der Pharmakotherapie von Psychosen (HELMCHEN u. KÜNKEL, 1964) beweist ebenso die experimentelle Rolle solcher medikamentöser Eingriffe, wie auch die Notwendigkeit, unsere Kenntnisse über solche austauschbaren Symptombildungen zu erweitern. Die Ersetzbarkeit heterogener Symptombildungen weist prinzipiell auf eine diesen Symptomen gemeinsame Struktur hin.

Die Deutung derartiger Beobachtungen stehen notwendig im Gegensatz zu einem nosologisch orientierten Krankheitsmodell. Die Krankheitsdiagnose wird dabei jedoch keineswegs aufgehoben. Mit der Möglichkeit des Umschlages in eine andere Krankheitssymptomatik, z.B. der Psychose, der Verstimmung, oder wie hier, der hysterischen Symptombildung, wird das Krankheitsmodell relativiert auf die Person des Kranken hin, dessen Kranksein erst die heterogenen Krankheitssymptome hervorbringt (RUFF-LER, 1957; VON WEIZSÄCKER, 1947).

An unseren Verläufen konnten wir die Tatsache des *Szenenwechsels der Anfälle* durch klinische Beobachtungen wie auch weitgehend durch elektroencephalographische Befunde beweisen.

Auch die strenge *Abhängigkeit des Umschlags* in chronische hysterische Anfälle vom medikamentös erzwungenen Sistieren der vorangegangenen chronischen Epilepsie ließ sich an Hand der Beobachtungen beweisen, in denen dieser Szenenwechsel abhängig von der Behandlung wieder umkehrbar war. Bei dem Fall 32 vollzog sich die Umkehr der Anfallssymptomatik sogar mehrfach und immer in zeitlichem Zusammenhang mit der Einnahme oder der Reduktion der wirksamen Dosis der Antiepileptica.

Ungeachtet der medizinisch-diagnostisch streng zu trennenden Anfallsformen wurden von den Kranken und von den Angehörigen höchstens Schweregrade der Anfälle unterschieden. Die gewöhnlich längere Dauer und die größere Auffälligkeit der hysterischen Anfälle veranlaßte öfters die Angabe einer Verschlimmerung. Die Anfallsart wurde nicht unterschieden, so daß vom *Erleben her eine einzige Anfallskrankheit* fortdauerte.

Die *Epilepsieform* gibt hierbei keinen Ansatz zur Erklärung. Die Verläufe kommen bei verschiedenen Epilepsieformen vor. Wir sahen sie bei Patienten mit pyknoleptischen Petit Mal und Grand Mal vom Aufwachtyp (1mal), mit Jacksonanfällen und fokalen Grand Mal (2mal), mit indifferenten Absencen und diffusen Grand Mal (1mal), mit psychomotorischen Anfällen (1mal), jedoch überwiegend bei Patienten mit Schlaf-Grand Mal (9mal), von denen sieben auch psychomotorische Anfälle hatten.

Ungeachtet der Epilepsieform ähneln sich die Fälle in der *„Schwere" der epileptischen Erkrankung* zum Zeitpunkt des Beginns der wirksamen antiepileptischen Therapie. 3 Kranke hatten seit über einem Jahrzehnt, 6 seit mindestens zwei Jahrzehnten epileptische Anfälle gehabt. Bei weiteren 4 mit kürzerer Erkrankungsdauer als 10 Jahre waren die Anfälle durch das Vorliegen einer Hirnschädigung kompliziert.

Nur im Zusammenhang mit der „Schwere" des Epilepsieverlaufs wird auch die vorerwähnte epileptische Anfallsform relevant: Das Auftreten sekundärer psychomotorischer Anfälle im Verlauf von Grand Mal-Epilepsien (hier 5mal) ist seit LENNOX bekannt und im Sinne iktogener Hirnschädigung als Entdifferenzierung aufzufassen (GÄNSHIRT; RABE).

Der bis zum schließlichen Beginn antiepileptischer Therapie „schwere" Epilepsieverlauf ist für den Szenenwechsel zu hysterischen Anfällen vielleicht eine Bedingung. Selbst unter Berücksichtigung der Vielfalt von Bedingungen, die eine Epilepsie als „schwer" erscheinen lassen (Krankheitsdauer, Anfallshäufigkeit, primäre oder sekundäre Hirnschädigung usw.) ist für unsere Fälle aufdringlich, wie die schließlich erreichte Erkrankungsintensität das *Resultat einer bemerkenswerten Verzögerung, ja sogar einer Verhinderung ärztlicher Behandlung* über 1—2 Jahrzehnte ist.

Die Tatsache einer nicht nur vernachlässigten, sondern in einigen Fällen aktiv verhinderten ärztlichen Behandlung seitens des Kranken (Fall 28) oder seitens eines Elternteiles relativiert die Bedeutung der Erkrankungsintensität als Bedingung für den Szenenwechsel. Die Schwere der Epilepsie ist eine notwendige Folge der angestrebten Nichtbehandlung. Die Bedingung für den Szenenwechsel muß dann tiefer liegen, vermutlich bei den Gründen für die Behandlungssabotage.

Die Verhinderung einer wirksamen antiepileptischen Behandlung begegnete uns bereits bei den Fällen der vorhergehenden Gruppe. Hier jedoch war dieser aktive

Widerstand deutlicher faßbar, besonders im Falle 28, wo die Bemühungen um eine medizinische Therapie schließlich zu einer Art Zwangsmaßnahme ausarteten, oder bei der Patientin T. B. (Fall 32), die die Behandlung von Anfang an für sinnlos erklärte.

Mit dem Widerstand gegen die wirksame antiepileptische Behandlung durch diese Patientin oder durch ein Elternteil (besonders Fall 29 u. 31) ist es eng verbunden, daß ein trotzdem erreichtes Sistieren der epileptischen Anfälle bzw. der Szenenwechsel in hysterische gar nicht bemerkt wird. Dadurch, daß die Änderung der Anfälle nicht realisiert wird, kann für den Kranken und seine Umgebung die Vorstellung aufrechterhalten werden, daß ein und dieselbe Anfallskrankheit fortdauert. Der Widerstand gegen das Aufhören der Anfälle zeigt sich hier sowohl in der Sabotage der wirksamen Therapie als auch im Negieren des tatsächlich erreichten Behandlungserfolgs. Wir schließen daraus auf eine bei den Patienten bestehende innere Notwendigkeit der Anfälle. Es liegt nahe, darin auch die Erklärung für die Fortsetzung der Anfälle in hysterischer Form zu suchen.

Bei der Besprechung der vorhergehenden Gruppe hatte sich die Frage nach der Beziehung sowohl der hysterischen als auch der epileptischen Anfälle zu einer neurotischen Fehlentwicklung ergeben — in dem Sinne, daß der Konflikt der Neurose abgelöst bzw. ersetzt werden könne durch eine Funktionsstörung des Gehirns.

Obgleich an der 3. Gruppe der umgekehrte Verlauf von epileptischen zu hysterischen Anfällen dargestellt wurde, lehren die Verläufe, daß diese hysterischen Anfälle bzw. das Sistieren der epileptischen uns allererst den Blick in eine schon bestehende neurotische Struktur der Kranken und ihrer Familie eröffnen, die während der Zeit der chronischen epileptischen Anfälle nur verdeckt war. Für die Kranken selbst läßt sich durchweg eine kindlich-retardierte Bindung an ein Elternteil aufdecken und damit gleichzeitig eine erhebliche Störung ihrer Beziehungen zur Umwelt.

Die sogenannte „overprotective mother", die in den Fällen 30, 31, 35 und 38 aus „übergroßer Fürsorge" die Behandlung verhindert, ist ein weiteres Indiz für die gestörten bzw. pathologischen Bindungen dieser Familien. Die individuellen Verläufe zeigen allerdings keine gesetzmäßigen, sondern ganz unterschiedliche Bindungen, aus denen heraus die gestörte Familienstruktur aktualisiert „auffällig" geworden ist: So etwa ein Rechtsstreit zwischen Eltern und Lehrern, in denen das epileptische Kind zum Beweisobjekt herabgesunken ist, Einordnungsschwierigkeiten einer Flüchtlingsfamilie, die sich als abzukapselnde Insel in einer feindlich gestimmten Umgebung versteht, Ehezerwürfnisse mit den Begleiterscheinungen auch einer inadäquaten Zuwendung zum kranken Kind, bis zur Inzestbeziehung.

Diese Krankengeschichten lassen jedenfalls den Schluß zu, daß bereits vor Behandlungsbeginn, schon während der chronischen Epilepsie der Kranken, im Bereich der engeren Familie erhebliche Störungen und Fehlentwicklungen vorhanden sind. Das familiäre Dilemma ist für den Kranken von ausschlaggebender Bedeutung für die lange Verzögerung der ärztlichen Behandlung.

Ein weiteres auffälliges Phänomen unserer Behandlungsverläufe ist darin zu sehen, daß die Patienten mit ihren epileptischen Anfällen jeweils in die gestörte Familie „eingepaßt" sind. Aus der Tatsache der seit Jahren oder Jahrzehnten auftretenden epileptischen Anfälle ergeben sich bei ihnen keine erkennbaren Änderungen für die im pathologischen Gleichgewicht eingefahrene Familienstruktur. Auch die Kranken nehmen diese Situation durchaus als gegeben an. Sie verharren quasi widerspruchslos in ihrer infantilen Bindung. Alle gelegentlich unternommenen, nie konsequent ver-

folgten Versuche einer Lösung vom Elternhaus schlugen schnell fehl, bis schließlich
der „Schweregrad" der Epilepsie die Möglichkeit solcher Ablösungsversuche vereitelte.
Alle Bemühungen um Aufnahme einer selbständigen Arbeit, um Knüpfungen anderer
Bindungen außerhalb der engen Familie, Freundschaften, Verlobungen oder Ehe,
mißlangen. Das Resultat all dieser Bemühungen war stets die Rückkehr in die „Obhut" der engen Familie.

Diese Ergebnisse bestätigen und akzentuieren die anläßlich der vorhergehenden
Gruppe dargestellten neurotischen wie auch organischen Reifungsstörungen des Kranken in einer abnormen Familienstruktur.

Aus dieser Situation ergeben sich in der Stellungnahme und im Verhalten der Patienten zur antiepileptischen Therapie zwar differente Antworten, letztlich aber gleiche
Resultate. Die Patientin T. B. z.B. hielt die Beseitigung ihrer epileptischen Anfälle für
sinnlos, setzte mehrfach die Antiepileptica ab. Der Verlauf bei J. I. und E. P. ließ nur
von außen den Widerstand gegen das Sistieren der epileptischen Anfälle erkennen.
Bei W. S. hingegen, der als einziger dieser Gruppe von sich aus — und entgegen der
„mütterlichen Bemühung" — eine Behandlung suchte, ergab sich mit dem Sistieren der
epileptischen Anfälle eine aufschlußreiche Wandlung: Gleichzeitig mit dem Beginn
seiner hysterischen Anfälle geriet die bislang verdeckte bzw. im Pathologischen einge-
schliffene, zur Gewohnheit gewordene neurotische Familienstruktur völlig aus den
Fugen. Sie wurde bei diesem Anlaß erst als gestörte offensichtlich, weil sich der schwe-
bende Konflikt mit dem Sistieren der epileptischen Anfälle derart aktualisierte, daß
auch die Mutter dem Patienten in die hysterischen Anfälle folgte.

Bei ihm, wie auch in anderen Verläufen, hat der Versuch bzw. der Effekt konsequenter antiepileptischer Therapie mit dem Ziel, diese Anfälle zu unterdrücken, zu
nichts anderem geführt als zur Rückkehr in den Schoß der Familie, in der Rolle des
umsorgten Kindes. Der hinsichtlich des Sistierens der epileptischen Anfälle wirksame
Behandlungsversuch wurde damit in gleicher Weise beantwortet wie die früheren Ablösungsversuche aus dem Elternhaus.

Die medikamentös erzwungene Unterdrückung der epileptischen Anfälle und der
damit verbundene quasi experimentell reproduzierbare Umschlag in hysterische Anfälle gestattet uns somit eine deutlichere Einsicht in das Zustandekommen solcher
Anfallskombinationen, als es anläßlich der Spontanverläufe in den anderen Gruppen
möglich war.

1. Die medikamentöse Unterdrückung der epileptischen Anfälle eröffnete uns die
Erfahrung eines Widerstandes gegen die Anfallsfreiheit sowohl in Form eines aktiven
Widerstandes des Kranken als auch in Form einer Behandlungssabotage seitens der
engsten Familienangehörigen. Dieser Widerstand ließ sich als abhängig von der Weise
der Einordnung der Patienten in ihre Umwelt beschreiben.

Die von den Patienten vorgetragene Überzeugung, die Beseitigung ihrer Anfälle
sei sinnlos, entspricht ihrem praktischen Verhalten, indem sie die Einnahme der wirksamen Medikation sabotieren. „Abneigung gegen Tabletten", „Unzuverlässigkeit"
gegenüber dem Behandlungsregime bis zum „unbelehrbaren" immer wiederholten
Herbeiführen anfallsprovozierender Situationen (s. auch Wenzl, 1965) sind vor diesem Hintergrund gesehen nur der Ausdruck des oft nicht genügend ernst genommenen
Widerstandes gegen das Sistieren der epileptischen Anfälle.

Diese Erfahrung resultiert aus den dargestellten Verläufen. Sie ist aber viel breiter
begründet im Verhalten von chronischen Epileptikern, die unter der Behandlung aus

den dargestellten Anlässen nie anfallsfrei werden bzw. immer wieder Rezidive bekommen. Hierzu kann man von intelligenten Patienten gelegentlich sogar hören, sie hätten in Kenntnis der Konsequenz eines Anfalls die therapeutischen Maßregeln außer acht gelassen, und zwar aus einem ihnen durchaus unverständlichen Widerstand gegenüber ihrer Gesundung.

Der Effekt eines schließlich doch erreichten Sistierens der epileptischen Anfälle reicht vom Auftreten hypochondrischer Beschwerden (RABE, 1968) und den uns hier interessierenden hysterischen Anfällen bis zu ernstgemeinten Suicidversuchen oder zum Umschlag in eine schizophrene Psychose mit Normalisierung des Hirnstrombildes (LANDOLT).

Es kommt somit in einer nicht geringen Zahl der Fälle zu neuen Symptombildungen, die nicht Nebeneffekte der Antiepileptica, sondern Effekt der Anfallsunterdrückung sind. Sie werden deshalb besonders bei hochwirksamen Antiepileptica beobachtet, mit denen die Anfälle schnell zum Verschwinden gebracht werden können und unter denen das Hirnstrombild sich schnell normalisiert. So ist auch die Beobachtung von GIBBS (1958) vom Auftreten oder der Intensivierung psychiatrischer Auffälligkeiten bei Phenurone „einem der wirksamsten pharmakologischen Mittel gegen psychomotorische Anfälle" entgegen GIBBS' Auffassung nicht als unabhängig vom „epileptischen Prozeß" zu interpretieren, sondern durch die hohe Wirksamkeit des Mittels zur Unterdrückung gerade psychomotorischer Anfälle bedingt. Im Zusammenhang mit dem Widerstand der Patienten gegen die zu erreichende oder schon erreichte Anfallsfreiheit weist das Auftreten neuer Symptome rückwirkend auf einen — wenn auch verborgenen — Sinn der epileptischen Anfälle für die Kranken hin. Es kommt also den Anfällen nicht nur ein pathophysiologischer Zweck zu gegenüber Störungen in der zentral-nervösen Homeostase (SELBACH, 1966). Es kommt ihnen auch ein Sinn zu in der biographischen Situation des Kranken (RUFFIN, 1929; V. VON WEIZSÄCKER, 1929, 1947; P. VOGEL, 1935, 1961; RUFFLER, 1957; WENZL, 1965; RABE, 1965, 1966, 1967).

Wir konnten an unseren Verläufen dazu feststellen, daß die für das subjektive Erleben des Kranken bestehende „Sinnlosigkeit der Anfallsunterdrückung" oder — positiv ausgedrückt — der Sinn der Anfälle zusammenhängt mit der jeweiligen Einordnung der Kranken in ihre Umwelt.

Der hier abzuhandelnde Umschlag in hysterische Anfälle, der nur ein Spezialfall unter anderen Möglichkeiten neuer psychischer Symptombildungen ist, vollzieht sich selbstverständlich auf anderer Ebene als etwa der Umschlag in eine schizophrene Psychose.

Die Berechtigung zur zunächst gemeinsamen thematischen Zusammenfassung solcher Antworten auf das Sistieren der epileptischen Anfälle leitet sich aber aus der Tatsache her, daß wir bei unseren Patienten gar nicht selten mehrere verschiedenartige Antworten sahen: meist hypochondrische Beschwerden, immerhin bei 12 Kranken zum Teil mehrfache Suicidversuche, einmal auch eine schizophrene Psychose. TELLENBACH hat 1966 bei seinen Kranken mit Umschlag in eine Psychose ebenfalls auf die Häufigkeit von Suiciden hingewiesen.

Anhand dieser Erfahrungen wird eine Auffassung relativiert, die die Epilepsie allein auf das Auftreten chronifizierter Anfälle reduziert. Damit ist jedoch kein Rückgriff beabsichtigt auf überholte Vorstellungen von der Epilepsie als einer Krankheit, bei der die Anfälle nur als Attribute galten. Vielmehr soll darauf abgehoben werden, daß solche Krankengeschichten gerade nicht durch nosologische Grenzziehungen erklärt werden können: Die epileptischen Anfälle stehen hier im Dienste einer „Krankheitsarbeit" (VON WEIZSÄCKER, 1934). Ihre Unterdrückung ändert nichts an dem zugrunde liegenden Kranksein, das sich deshalb in neuen Symptomen manifestieren muß.

2. Das Neuauftreten hysterischer Anfälle nach dem Sistieren der chronischen epileptischen muß im thematischen Zusammenhang mit jenen analogen Entwicklungen gesehen werden.

Ablösungen „organischer" Symptome durch hysterische sind im Bereich der neurologischen Erkrankungen wohl bekannt: z.B. hysterische Bewegungsstörungen nach abgeklungenen Neuritiden und traumatischen Läsionen peripherer Nerven (BAY, 1944). Bei der Behandlung chronischer Epilepsien sahen wir nicht selten die Entwicklung einer hysterischen Dysbasie nach Abklingen entsprechender Intoxikationssymptome, z.B. einer Ataxie nach Zentropilüberdosierung, die oft nur schwer von den cerebellären Dauerschädigungen durch Zentropil zu unterscheiden ist.

Auch die anläßlich unseres Falles 29 zitierte Darstellung V. VON WEIZSÄCKERS (1936) über die Ablösung primärer Krankheiten durch sekundäre im Rahmen der sogenannten „Schmerzkrankheiten" ist hier anzuführen. Es gilt auch für unsere Fälle, daß der pathogenetische Grund der hysterischen Anfälle nicht in einer Aggravation oder psychogenen Fixierung der vorangegangenen epileptischen liegt, sondern „in dem, was kommen soll, aber nicht kommt; im Mißlingen der Anpassung an die geforderte neue Leistung".

Der Enderfolg der Unterdrückung der epileptischen Anfälle, nämlich die durch die auftretenden hysterischen Anfälle erzwungene Rückkehr in die Obhut der Familie, gibt dieser Interpretation auch für unsere Fälle recht. Was hier kommen soll — aber nicht kommt, ist die Verselbständigung des Kranken, seine Ablösung aus den pathologisch-frühkindlichen Beziehungen, die Herstellung eines Gleichgewichts der gestörten Ich-Umwelt-Beziehung.

SELBACH hat 1966 als wirksame antiepileptische Therapie eine homeostasierende gefordert, die vorbeugend den Organismus in die Lage setzt, auf kritische Regulationen zu verzichten. Unsere Fälle zeigen, daß bei einer so stabilisierten zentral-nervösen Homeostase des Organismus der Kranke auf andere kritische Regulationen verwiesen werden kann. Das zu stabilisierende Gleichgewicht bezieht sich demnach nicht nur auf einen Organismus, sondern auf ein Subjekt in seiner Umwelt, das sich in der Symptomwahl seines Organismus bedient hat. Die Regulationsstörung des Organs läßt sich als Art und Weise erkennen, wie es sich an der primär gestörten Ich-Umwelt-Relation beteiligt hat.

Zur Wiederherstellung des Gleichgewichts — mit anderen Worten zur Heilung — ist es bei unseren Fällen nicht gekommen. Sie zeigen, daß die medikamentöse Unterdrückung der epileptischen Anfälle die kritischen Regulationen nur in ihrer Gestalt verändert. Abgesehen von den Fällen, in denen die Krise nur vertagt wurde, bis der Kranke seine Medikamente selbst absetzte und wieder epileptische Anfälle bekam, ließ sich in der Ablösung durch hysterische Anfälle eine Art Ersatzfunktion erkennen.

Die für das Erleben des Kranken kontinuierlich fortgesetzte „Krankheit" durch den Szenenwechsel gerade zu hysterischen Anfällen hängt weiterhin damit zusammen, daß bei unseren Patienten eine eindeutig neurotische Struktur der Familie aufzudecken war.

Die hysterischen Anfälle sind in dieser Sicht auch direkte Symptome der neurotischen Entwicklung der Kranken.

Es ist auffallend, daß diese seit langem bestehenden neurotischen Bindungen im Bereich der Familie erst durch den Szenenwechsel bzw. durch die Unterdrückung der epileptischen Anfälle aktualisiert wurden.

Als zusätzlicher Beitrag für die gegenseitige Ersetzbarkeit neurotischer und somatischer Symptome im Krankheitsverlauf läßt sich die umgekehrte Entwicklung in unserem Fall 41 anführen: Hier waren die hysterischen Symptome beim Beginn der epileptischen Anfälle verschwunden. Die Patientin paßte sich sozial an — entsprechend einer Feststellung von ENKE, der analoge Entwicklungen im Sinne einer Somatisierung bei neurotischen Kranken beschrieb.

3. Bei dem Umschlag der epileptischen Anfälle in hysterische ließen sich einige Besonderheiten des motorischen Anfallsablaufs beobachten.

Während des Szenenwechsels zur anderen Anfallsform zeigte sich bei Patienten mit häufigen, z.T. täglichen epileptischen Anfällen ein auffälliges *Übergangs- oder Zwischenstadium*, in dem trotz hinreichender Anfallsbeobachtung für Tage bis zu Wochen eine Differentialdiagnose kaum möglich war (Fälle 28—30, 39 u. 41).

In dieser Zeit traten Anfälle auf, bei denen ein charakteristisches Leitsymptom der vorangehenden epileptischen auch in den nachfolgenden hysterischen zunächst bestehen blieb: Eine Adversivbewegung, Schmeckbewegungen, der Krampf einer Extremität. Es waren jeweils obligate Bewegungsabläufe der vorangegangenen epileptischen Anfälle. Sie blieben in etwas abgewandelter, „überzeichneter" Form während des Übergangsstadiums erhalten. Wenig später waren sie eingebettet in neu auftretende Bewegungsformen des hysterischen Anfalls, bis sie sich gänzlich verloren. Das spätere Vollbild der hysterischen Anfälle erinnerte dann in nichts mehr an das Bild der früheren.

Dieses Übergangsstadium zur Zeit des Szenenwechsels erschwert es selbst hinreichender Anfallsbeobachtung, den Umschlag in hysterische Anfälle zu erkennen (RABE, 1966; SELBACH, 1966). Die hier auf ein Stadium beschränkte Unsicherheit erinnert nun außerordentlich an frühere Beobachtungen bei unbehandelten Patienten, bei denen trotz zuverlässiger Beschreibung keine sichere Diagnose möglich war — an die deshalb hystero-epileptisch genannten Anfälle als einem „Sammeltopf unklarer Anfallsformen" (BRATZ; MÖBIUS). Auch in dem von RUFFLER beschriebenen Fall war erst Jahre später ein Nebeneinander beider Anfallsarten zu erkennen. BRATZ konnte schon anamnestisch nachweisen, daß viele ungeklärte und deshalb aus differentialdiagnostischer Verlegenheit hystero-epileptisch genannten Anfälle erst nach längerem Verlauf eindeutig in hysterische und epileptische auseinandertraten.

Dieser Symptomwandel muß nicht einmal auf die Anfälle beschränkt bleiben. In unserem Falle P. E. konnten wir zeigen, wie alle Symptome einer linksseitigen Hirnkontusion: Jacksonanfälle, die sie begleitende dysarthrische Sprachstörung und die latente spastische Gangstörung gegeneinander verselbständigt in den dann folgenden hysterischen Symptomen wiederkehrten: In ausgeprägten hysterischen Anfällen, im Stottern bis zur Stummheit und in einer grotesken Dysbasie.

Solche Beobachtungen, die VON WEIZSÄCKER zur Formulierung einer partiellen Ausdrucksgemeinschaft veranlaßten, müssen sich aus der Abhängigkeit der Gestaltung der Anfälle von der gleichen nervösen Struktur erklären.

Wir sahen diese Symptomähnlichkeit nicht nur beim Übergang von Jacksonanfällen in hysterische, sondern auch zwischen Grand-Mal, bzw. psychomotorischen Anfäl-

len und hysterischen. Das Anfallssymptom war dabei jeweils ein gegenüber dem früheren überzeichneter, sonst zunächst gleichartiger Bewegungsablauf, ein Formwandel
von der unwillkürlichen Innervationsgestalt des epileptischen Anfalls in die unbewußte Ausdrucksmotorik des hysterischen.

Die Interpretation als „psychogene Überlagerung" oder „Aggravation" mit mehr
oder minder bewußter Zwecktendenz läßt auch hier im Stich, weil das ursprüngliche
Symptom, welches „ausgestaltet wurde", z.T. gar nicht bewußt erlebt war.

Eine Abhängigkeit der Gestaltung von der gleichen nervösen Struktur wird auch
von SELBACH und GASTAUT angenommen. Für beide Anfallsformen hat SELBACH
(1966) das extrapyramidale System als Haupteffektor verantwortlich gesehen,
GASTAUT das limbische.

Nach unseren Beobachtungen des „Übergangsstadiums" kann das zunächst beibehaltene Symptom der epileptischen Anfälle den verschiedensten cerebralen Funktionssystemen angehören: Dem corticalen (bei Jacksonanfällen) und subcorticalen, dabei
sowohl der limbischen (bei psychomotorischen Anfällen) als auch der reticulären
Ebene (bei den Anfällen der Petit Mal-Trias und den ihr zuzuordnenden Grand Mal).

Wenn SELBACH in einem allgemeinen Sinn vom extrapyramidalen System als Haupteffektor spricht, so bedarf das für die klinische Diagnostik einer Anmerkung, weil der Terminus „extrapyramidaler Anfall" klinisch für ein umschriebenes Anfallsbild besetzt ist. Diese
im engen Sinn extrapyramidalen Anfälle sind Lokalsymptome der Stammganglien und kommen sowohl isoliert vor als auch im Sinne anfallsweiser Verstärkung chronisch extrapyramidaler Symptomatik (u. a. JAKOB). Von der klinischen Diagnostik und der Therapie her ist
dabei gerade die Abhebung gegenüber epileptischen und hysterischen Anfällen außerordentlich wichtig und manchmal so schwierig, daß es dann eines im Hirnstrombild abgeleiteten Anfalls bedarf, um sie zu unterscheiden.

Zur Erklärung der im Übergangsstadium bestehenden partiellen Symptomähnlichkeit bis -gleichheit als abhängig von der gleichen nervösen Struktur sei an eine ausführliche einzelkasuistische Untersuchung von PÖTZL (1917) erinnert. Unter Vernachlässigung der differentialdiagnostischen Frage, ob ein Symptomkomplex als organisch
oder psychogen aufzufassen ist, untersuchte PÖTZL, wie Lokalsymptom und hysterischer Mechanismus die klinische Gestaltung bedingen. Er konnte dabei annehmen, daß
man sich die Wirksamkeit einer latenten organischen Störung ohne weiteres als eine
psychische vorstellen kann. In die Psychogenese der Hysterie gehen somit psychische
Gebilde organogener Herkunft ein.

In der Anwendung auf unsere Fälle ist in diesem Zusammenhang eine Untersuchung von RUFFIN aufschlußreich, der durch nachträgliche Amnesieaufhellung bei
epileptischen Anfällen klären konnte, daß das Innenleben höchstens für die Phase der
tonisch-klonischen Zuckungen unterbrochen ist, jedoch insgesamt einer funktionellen
Amnesie verfällt.

Für unsere Fälle läßt sich damit aussagen, daß das Symptom des epileptischen Anfalls, das im nachfolgenden hysterischen wiederkehrt, sowohl bewußtseinslatent erlebt,
als auch an eine nervöse Struktur gebunden sein kann.

Im Szenenwechsel der Anfälle von epileptischen zu hysterischen weist die — allerdings nur vorübergehende — partielle Symptomgleichheit darauf hin, daß sich mit
dem Szenenwechsel die Funktion der Struktur mitwandelt. VON WEIZSÄCKERS Erkenntnis, daß sich dabei nicht nur die Funktionsweise der nervösen Substanz, sondern
auch die Beziehung zur Umwelt wandelt, kann aus unseren Fallbeschreibungen abgelesen werden.

4. Für pathophysiologische Erklärungen geben unsere Beobachtungen nur wenig Raum. Wir konnten bei unseren Kranken dieser Gruppe vom Sistieren der epileptischen Anfälle an und damit auch vom Beginn ihrer psychischen Auffälligkeiten bzw. ihrer hysterischen Anfälle an immer ein normales Hirnstrombild ableiten.

Daraus ist aber keine Analogie zur sog. forcierten Normalisierung des Hirnstrombildes (LANDOLT) herzuleiten. Das Verschwinden von Krampfpotentialen und dysrhythmischen Veränderungen steht in unseren Fällen in eindeutiger Abhängigkeit vom Therapieeffekt. Insofern unterscheiden sich die Beobachtungen in nichts von allen Behandlungen mit Antiepileptica, bei denen mit oder ohne neue Symptombildungen die Anfälle medikamentös unterdrückt werden.

Eine „forcierte" Normalisierung des Hirnstrombildes kann nur angenommen werden für die Fälle, bei denen es allein für die Dauer eines hysterischen Anfalls zum Verschwinden von Krampfpotentialen kommt. Dieses Unterbrechen, bzw. Unterdrükken von Krampfpotentialen ist schon durch eine angespannte Aufmerksamkeit zu erklären, wie JUNG (1939) zeigte, und auf eine sympathicotone Aktivierung zurückzuführen (SELBACH, 1966). Die Vertretbarkeit epileptischer durch hysterische Anfälle hat somit eine physiologische Entsprechung in dem Latentwerden von Krampfpotentialen während hysterischer Anfälle.

Bei der überwiegenden Anzahl unserer Patienten war jedoch die Normalisierung des Hirnstrombildes eine andauernde, so daß wir keinen Anlaß dafür sehen, sie als forciert zu interpretieren. Dessen ungeachtet ist sie immerhin ein ausschlaggebendes Indiz dafür, daß sich die Funktion der Struktur bei solchen Verläufen mitwandelt.

VII. Zusammenfassung und Schlußbetrachtung

Wir gingen von der klinischen Beobachtung hysterischer und epileptischer Anfälle beim gleichen Kranken aus und konnten 41 Krankengeschichten darstellen, in denen beide Anfallsarten in unterschiedlicher Weise neben- bzw. nacheinander im Verlauf auftraten.

Damit ließ sich zunächst die Existenz dieser Anfallskombination belegen, die zwar zur Zeit der Jahrhundertwende ausführlich erörtert wurde, die aber in den folgenden Jahrzehnten nahezu vergessen und sogar bestritten wurde.

In einer Auseinandersetzung mit der Literatur konnte geklärt werden, daß die klinischen Beschreibungen der Anfallskombination und der Krankheitsverläufe — ungeachtet der gegensätzlichsten Interpretationen und der verschiedenen Terminologie — mit den heutigen Beobachtungen weitgehend übereinstimmen und sich z.T. durchaus decken. Dementsprechend war eine Kontinuität seit der Darstellung von CHARCOT zu beweisen: Der Hysteroepilepsie à crises distinctes entspricht heute die Kombination hysterischer und epileptischer Anfälle bei Patienten mit sog. typischer epileptischer Wesensänderung. Die der Hysteroepilepsie à crises combinées entsprechenden Phänomene ließen sich unter wechselnder Terminologie (Affekt-, Reaktivepilepsie u.a.) bis heute weiter verfolgen. Sie stimmen mit unserer Beobachtung von hysterischen Anfällen bei der heute sog. Aufwachepilepsie (JANZ) überein. Nach unserer Untersuchung können allerdings bei jeder Verlaufsform der Epilepsien — gleichgültig welcher Ätiologie — auch hysterische Anfälle vorkommen. Insofern ist das Feld der Kombination breiter als früher beschrieben.

Die in der heutigen Literatur vorherrschende Meinung einer Identität der Hysteroepilepsie mit psychomotorischen Anfällen konnten wir widerlegen.

Die in der früheren Literatur dargelegten Interpretationen des Nebeneinander von hysterischen und epileptischen Anfällen wie auch die vielfältigen Versuche einer terminologischen Bestimmung waren abhängig vom jeweils herrschenden Grundverständnis der Medizin. Sie spiegeln die Bemühungen um nosologische Entitäten zwischen Hysterie und Epilepsie, um ätiologische Kausalität bei hysterischen und epileptischen Anfällen und um die Pathogenese der Epilepsie wieder, wobei die anfallsdiagnostischen Kriterien zeitweise einen nur untergeordneten Rang einnahmen.

An den klinischen Fakten, die im Nebeneinander von hysterischen und epileptischen Anfällen beobachtet wurden, gerieten aber die genannten Beobachtungen an eine Grenze. Es ergaben sich letztlich keine ausreichenden Differenzierungsmöglichkeiten, die geeignet gewesen wären, die Anfallskombination zu erklären. Im Gegenteil stellte sich die Tatsache der kombinierten Anfälle einer klaren Differenzierung entgegen.

Dessen ungeachtet dauerten Bemühungen an, beiden Anfallsarten gesetzmäßig zugrunde liegende Gemeinsamkeiten zu erarbeiten. Solche Gemeinsamkeiten ließen sich auch an unseren Patienten aufweisen und bestanden in Störungen der physiologischen und psychologischen Reifung, in einer biologischen Immaturität, wie auch in einer Ausdrucksgemeinschaft hysterischer und epileptischer Anfälle, die eine Abhängigkeit von der gleichen cerebralen Struktur postulieren ließ. Auch die alte Ansicht von KRAEPELIN, daß beide Anfallsarten „Schutzeinrichtungen" seien, konnten wir mit SELBACH bestätigen, indem beide Anfallsarten zur Aufrechterhaltung der Homeostase eines Subjekts in seiner Umwelt zweckmäßig bzw. notwendig sein können.

Wie schon bei anderen Darstellungen über gemeinsame Grundstörungen bei beiden Anfallsarten erwiesen, stellt sich jedoch heraus, daß solche Resultate letztlich die Tatsache der Kombination von hysterischen und epileptischen Anfällen nicht begreifen lassen.

Die Bemühung, gemeinsame Voraussetzungen oder auch Strukturen zu erarbeiten, mußte das Trennende für beide Anfallsarten vernachlässigen.

In einem eigens der Differentialdiagnose gewidmeten Abschnitt stellten wir die heute zu berücksichtigenden Forderungen und Grenzen der klinischen und elektroencephalographischen Diagnostik auf.

In unserer Kasuistik stellten wir dann Einzelverläufe dar, weil nach der bisherigen Diskussion zu erwarten war, daß die Beziehungen zwischen beiden Anfallsarten nicht durch generelle Postulate, sondern nur im Rückgriff auf die individuelle Krankengeschichte sichtbar werden können.

Der Vergleich der Einzelfälle zeigt dementsprechend keine identischen Beziehungen, sondern von Fall zu Fall unterschiedliche Konstellationen der Anfallskombination. Unsere Beobachtungen reichen vom situativ determinierten hysterischen Einzelanfall bei erheblich wesensveränderten, chronischen Epileptikern bis zu Patienten mit ausgeprägter neurotischer Entwicklung und Symptomatik, bei denen die epileptischen Anfälle, die sich jeweils in psychologisch relevanten Situationen manifestierten, mit FREUD als Symptom der Neurose aufgefaßt werden konnten.

Als besondere Gruppe ließen sich Patienten herausheben, bei denen — in bislang nicht beschriebener Weise — abhängig von der antiepileptischen Therapie ein Szenenwechsel von epileptischen zu hysterischen Anfällen — bzw. umgekehrt — erfolgte.

Wir konnten zudem eine Normalisierung von Hirnstrombildern beschreiben, wobei nur für die Dauer des hysterischen Anfalls temporale Steilwellen verschwanden. Damit ließ sich darlegen, daß der klinischen Beobachtung auch eine entsprechende physiologische Veränderung zugeordnet werden kann.

Die klinisch und elektroencephalographisch gesicherte Beobachtung einer gegenseitigen Vertretbarkeit beider Anfallsarten eröffnete den Blick in eine neurotische Struktur der epileptischen Kranken und ihrer Familie. Die individuelle Geschichte zeigt, daß die neurotische Struktur während der Zeit der epileptischen Anfälle latent war. Bei diesen Kranken ließ sich ein Widerstand gegen das Sistieren der epileptischen Anfälle aufdecken, der uns von der verfehlten Einordnung der Patienten in ihre Umwelt abhängig schien.

Die in unserer 2. Gruppe dargestellten Krankengeschichten hatten uns erlaubt, der Annahme einer Zufälligkeit der Anfallskombination zu widersprechen. Mit der 3. Gruppe konnten wir diese Annahme vollends zurückweisen. Die gesicherte gegenseitig bedingte Ablösung von hysterischen und epileptischen Anfällen führt uns zu der Annahme eines beiden Symptomen zugrunde liegenden Krank*seins*, das nicht in physiologischen oder psychologischen Gesetzmäßigkeiten gesucht werden kann, sondern das nur individuell-biographisch begreifbar ist.

So gesehen sind nicht nur die hysterischen, sondern auch die epileptischen Anfälle Epiphänomene eines Krankseins der Person im Sinne von RUFFLER und VON WEIZSÄCKER und daher austauschbare Symptome eines biographisch faßbaren Krankseins.

In unseren Krankheitsverläufen zeigte sich die Therapieresistenz dieser Patienten gegenüber einer rein somatischen Behandlung. Die medikamentöse Unterdrückung der epileptischen Anfälle hat nicht zu einer Heilung, sondern zu einem Symptomwandel geführt. Diese Beobachtung deutet darauf hin, daß beide Anfallsarten, die hysterischen wie auch die epileptischen, Ausdruck einer gestörten Ich-Umwelt-Relation sind. Zur Wiederherstellung des Gleichgewichts, zur Stabilisierung der Homeostase genügen daher die Antiepileptica nicht. Die medikamentöse Unterdrückung der epileptischen Anfälle kann die Symptome des zugrunde liegenden Krankseins verändern. Zur Wiederherstellung eines stabilen Gleichgewichts des Kranken in seiner Umwelt sind zusätzliche, z.B. psychotherapeutische Maßnahmen wie auch Sozialmaßnahmen notwendig.

Literatur

ALZHEIMER, A.: Die diagnostischen Schwierigkeiten in der Psychiatrie. Z. Neurol. **1**, 1 (1910).

ALZHEIMER, O.: Die Bedeutung hysterischer Reaktionen bei organischen Hirnerkrankungen und endogenen Psychosen. Dtsch. med. Wschr. **82**, 771 (1957).

ARNOLD, O. H.: Epilepsie. Eine statistische Studie am Material einer Epileptikerambulanz. Wien. Z. Nervenheilk. **9**, 359 (1954).

v. BAEYER, W.: Zur Statistik und Form der abnormen Erlebnisreaktionen in der Gegenwart. Nervenarzt **19**, 402 (1948).

BAMBERGER, PH., MATTHES, A.: Anfälle im Kindesalter. Basel-New York: Karger 1959.

BAROLIN, G. S.: Migraines and epilepsies—a relationship. Epilepsia (Boston) **7**, 53 (1966).

— KUGLER, J.: Anfallsmuster ohne typische Krisen. Zbl. ges. Neurol. Psychiat. **161**, 15 (1961).

BAY, E.: Die Fallhand nach Schußverletzungen des Armes als funktionelles Symptom. Der Deutsche Militärarzt **9**, 435 (1944).

— Die traumatischen Hirnschädigungen, ihre Folgezustände und ihre Begutachtung. Fortschr. Neurol. Psychiat. **21**, 151 (1953).

— Klinik der Epilepsie. Nervenarzt **32**, 241 (1961).

BEAU, J. H.: Zit. nach CHARCOT.

BENASSI, P., CENACCHI, G.: EEG-findings in hysteria. Italian EEG-Society IV. Jahrestagung. Rom 1953.

BENTE, D., KLUGE, E.: Sexuelle Reizzustände im Rahmen des Uncinatus-Syndroms. Arch. Psychiat. Nervenkr. **190**, 357 (1953).

BETTSCHART, W.: Bioelektrische Epilepsien und Verhaltensstörungen. Schweiz. Arch. Neurol. Psychiat. **93**, 1 (1964).

BINSWANGER, O.: Die Epilepsie. In: Spezielle Pathologie und Therapie. Nothnagels Handbuch, Bd. XII. Wien 1899.

— Zur Pathogenese der Hysterie. Arch. Psychiat. Nervenkr. **34**, 332 (1901).

BLANC, C.: The left temporal foci in neurotic and depressive states. Electroenceph. clin. Neurophysiol. **14**, 780 (1962).

BONHOEFFER, K.: Wie weit kommen psychogene Krankheitszustände und Krankheitssymptome vor, die nicht der Hysterie zuzuordnen sind. Allg. Z. Psychiat. **68**, 371 (1911).

— Erfahrungen über Epilepsie und Verwandtes im Kriege. Mschr. Psychiat. Neurol **38**, 61 (1915).

DE BOOR, C.: Erscheinungswandel im klinischen Bild der Hysterie. Dtsch. Ärztebl. **41**, 2191 (1965).

BRATZ, E.: Die affektepileptischen Anfälle der Neuropathen und Psychopathen. Mschr. Psychiat. Neurol. **29**, 45 u. 162 (1911).

— FALKENBERG: Hysterie und Epilepsie. Arch. Psychiat. Nervenkr. **38**, 500 (1904).

BRÄUTIGAM, W.: Zur epileptischen Wesensänderung. Psyche (Heidelberg) **5**, 523 (1951).

BRIQUET, P.: Traité clinique et therapeutique de l'hysterie. Zit. nach CHARCOT. Paris 1859.

BUMKE, O.: Psychopathische Reaktion und Konstitution. In: Hdb. inn. Med., Bd. V/II. Hrsg.: G. BERGMANN u. R. STAEHELIN. Berlin: Julius Springer 1939, S. 1260.

— Epileptische Reaktion und epileptische Krankheit: In: Hdb. inn. Med., Bd. V/II. Hrsg.: G. BERGMANN u. R. STAEHELIN. Berlin: Julius Springer 1939, S. 1337.

CHARCOT, J. M.: Klinische Vorlesungen über Krankheiten des Nervensystems. 13. Vorlesung über: Hysteroepilepsie. Stuttgart: J. B. Metzler 1874.

COURJON, J., MIRIBEL, J., FAVEL, P.: Einige Grenzfälle der Epilepsie und ihre Behandlung. Zbl. Nervenheilk. 161, 14 (1961).

DELL, M. B., LAIRY, G. C.: Epilepsie et Nevrose — Problem EEG. Electroenceph. clin. Neurophysiol. 12, 385 (1960).

DOOSE, H., VÖLZKE, E., SCHEFFNER, D.: Verlaufsformen kindlicher Epilepsien mit spike-wave-Absencen. Arch. Psychiat. Nervenkr. 207, 394 (1965).

DURST, W.: Epileptoide Psychopathie — epilepsiekorrelierte Encephalopathie. In: Psychopathologie heute. Hrsg. H. KRANZ. Stuttgart: Thieme 1962, S. 185.

ENKE, H.: Die Bedeutung des Körpersymptoms in der klinischen Psychotherapie. Z. Psychother. med. Psychol. 12, 252 (1962).

ERVIN, F., EPSTEIN, A. W., KING, H. E.: Behaviour of epileptic and nonepileptic patients with temporal spikes. Arch. Neurol. Psychiat. (Chic.) 74, 488 (1955).

FÖRSTER, O.: Die Pathogenese des epileptischen Krampfanfalles. Dtsch. Z. Nervenheilk. 94, 15 (1926).

FREUD, S.: Vorlesungen zur Einführung in die Psychoanalyse. XVI. Vorlesung: Psychoanalyse und Psychiatrie. Leipzig-Wien-Zürich: Int. Psychoanalyt. Verlag 1926.

— Dostojewski und die Vatertötung. Ges. Werke, Bd. XIV. London: Imago Publ. Co. 1955.

— Brief an Stefan Zweig. 19. Oktober 1920. In: Briefe 1873—1939. Hrsg.: S. FISCHER. Frankfurt (Main) 1960.

FRISCH, F.: Die Epilepsie. Wien-Leipzig-Berlin: Verlag für Medizin Weidemann & Co. 1937.

GÄNSHIRT, H.: Schlaf-, Aufwach- und diffuse Epilepsien im Schlaf- und Wachelektroencephalogramm. 3. Jahrestag. Dtsch. Sekt. Internat. Liga gegen Epilepsie. Heidelberg 1960.

GANGLBERGER, J., STROTZKA, H.: Über atypische epileptische Manifestationen. Wien. klin. Wschr. 62, 445 (1950).

GASTAUT, H.: Combined photic and metrazol activations of the brain. Electroenceph. clin. Neurophysiol. 2, 249 (1950).

— Epilepsia 2, 59 (1953). Zit. nach A. MATTHES: Die psychomotorische Epilepsie im Kindesalter.

— Etiology, pathology and pathogenesis of temporal lobe epilepsy. A summary of the internat. colloqu. Washington, März 1957. I. Congr. internat. Sci. Neurol. 1957.

GIBBS, F. A.: Ictal and nonictal Psychiatric disorders in temporal lobe Epilepsie. J. nerv. ment. Dis. 113, 522 (1951).

GIBBS, F. A., GIBBS, E. L., LENNOX, W. G.: Electroencephalographic classifications of epileptic patients and control subjects. Arch. Neurol. Psychiat. (Chic.) 50, 111 (1943).

— STAMPS, F. W.: Epilepsy Handbook. Oxford: Blackwell Scientific Publications 1958.

GIBSON, J. G., KENNEDY, W. A.: A clinical EEG-study in a case of obsessional neurosis. Electroenceph. clin. Neurophysiol. 12, 198 1960).

GOWERS, W. R.: Epilepsy. In: Handb. d. Nervenkrankheiten, Bd. III. Bonn 1881, S. 134.

— Hysterie. In: Handb. d. Nervenkrankheiten, Bd. III. Bonn 1892, S. 351.

— Epilepsy and other chronic convulsive diseases. The causes, symptoms and treatment. 2. Aufl. London: Churchill 1901.

HALLEN, O.: Das Oral-Petit Mal. Dtsch. Z. Nervenheilk. 171, 236 (1954).

— Zur Differenzierung der psychomotorischen Anfälle in klinische Formen. Dtsch. Z. Nervenheilk. 183, 199 (1962).

v. HEDENSTRÖM, I., SCHORSCH, G.: Atypische Hirnstrombilder bei epileptischen Anfällen. Arch. Psychiat. Nervenkr. 196, 627 (1958).

HELMCHEN, H., KÜNKEL, H.: Der Einfluß von EEG-Verlaufsuntersuchungen unter psychiatrischer Pharmacotherapie auf die Prognostik von Psychosen. Arch. Psychiat. Nervenkr. 205, 1 (1964).

— — SELBACH, H.: Die Epilepsie: Pathophysiologie, Klinik und Therapie, Bd. V. In: Klinik der Gegenwart. München-Berlin: Urban & Schwarzenberg 1965.

HEYCK, H., HESS, R.: Vasomotorische Kopfschmerzen als Symptom larvierter Epilepsie. Schweiz. med. Wschr. 85, 573 (1955).

HESS, W. R.: Über die Wechselbeziehungen zwischen psychischen und vegetativen Funktionen. Neurol. und psychiatr. Abhandl. d. Schweiz. Arch. Neurol., Heft 2. Zürich-Leipzig-Berlin: Orell Füssli 1925.

— Hypothalamus und Thalamus. Stuttgart: Thieme 1956.

HILL, D.: EEG in episodic psychotic and psychopathic behaviour. Electroenceph. clin. Neurophysiol. **4,** 419 (1952).

HIRSCHMANN, J.: Primitivreaktionen. In: Hdb. f. Neurosenlehre und Psychotherapie, Bd. II. München: Urban & Schwarzenberg 1959, S. 92.

HOCHE, A.: Die Differentialdiagnose zwischen Epilepsie und Hysterie. Wandervers. Südwestdtsch. Neurologen. Arch. Psychiat. Nervenkr. **36,** 305 (1902).

HOMMES, O. R.: Psychomotor epilepsie: a neurological approach to hysteria. Psychiat. Neurol. Neurochir. **67,** 497 (1964).

JACOB, A.: Die extrapyramidalen Erkrankungen. Berlin: Springer 1923, S. 296 ff.

JANZ, D.: Wut und Anfallsgeschehen. Psyche (Heidelberg) **2,** 97 (1948/49).

— Aufwach-Epilepsien. Arch. Psychiat. Nervenkr. **191,** 73 (1953).

— „Diffuse" Epilepsien als Ausdruck einer Verlaufsform vorwiegend symptomatischer Epilepsien im Vergleich zu „Nacht"- und „Aufwach"-Epilepsien. Dtsch. Z. Nervenheilk. **170,** 486 (1953).

— Rehabilitation von Epileptikern im Rahmen einer Ambulanz. Ärztl. Mitt. **43,** 1227 (1958).

— Differentialtypologie der idiopathischen Epilepsien. In: Psychopathologie heute. Hrsg.: H. KRANZ. Stuttgart: Thieme 1962.

— Verlaufsgestalten idiopathischer Epilepsien. Nervenarzt **34,** 333 (1963).

— CHRISTIAN, W.: Impulsiv-Petit Mal. Dtsch. Z. Nervenheilk. **176,** 346 (1957).

JASPER, H.: In: Epilepsy and the functional anatomy of human brain. Eds.: W. PENFIELD and H. JASPER. Boston: Little Brown & Co. 1954.

— PERTUISSET, B., FLANIGIN, H.: EEG and cortical electrograms in patients with temporal lobe seizures. Arch. Neurol. Psychiat. (Chic.) **65,** 272 (1951).

JASPERS, K.: Allgemeine Psychopathologie, 5. Aufl. Berlin-Heidelberg: Springer 1948, S. 200.

JUNG, R.: Über vegetative Reaktionen und Hemmungswirkung von Sinnensreizen im kleinen epileptischen Anfall. Nervenarzt **12,** 171 (1939).

— Das Elektroencephalogramm. In: Hdb. inn. Med, Bd. V/I, 4. Aufl. Berlin-Göttingen-Heidelberg: Springer 1953.

KARPLUS: Über Pupillenstarre im hysterischen Anfall. Jb. Psychiat. Neurol. **17,** 1 (1898).

KEHRER, F.: Spezielle Symptomatologie der Hysterie und Neurasthenie. In: Hdb. d. Neurologie. Ergänzungsband, 1. Teil. Hrsg.: O. BUMKE und O. FÖRSTER. Berlin: Springer 1924.

KESSLER, M. M., HALLE, L., EVANS, M. W., SHELTON, W. R.: Psychogenic motor phenomena in the presence of an abnormal electroencephalogram. J. nerv. ment. Dis. **116,** 1 (1952).

KRAEPELIN, E.: Zur Epilepsiefrage. Z. Neurol. **52,** 107 (1919).

— Die Erscheinungsformen des Irreseins. Z. Neurol. **62,** 1 (1920).

KRAPF, E. E.: On the pathogenesis of epileptic and hysterical seizures. Bull. Org. mond. Santé/Bull. Wld Hlth Org. **16,** 749 (1957).

KRETSCHMER, E.: Hysterie, Reflex und Instinkt, 3. Aufl. Leipzig: Thieme 1944.

— Der Begriff der motorischen Schablone und ihre Rolle in normalen und pathologischen Lebensvorgängen. Arch. Psychiat. Nervenkr. **190,** 1 (1953).

— Medizinische Psychologie, 12. Aufl. Stuttgart: Thieme 1963.

KUHN, R.: Erfahrungen mit der Elektroencephalographie in der Psychiatrie. Schweiz. Arch. Neurol. Psychiat. **76,** 365 (1955).

KUGLER, J.: Elektroencephalographie in Klinik und Praxis, 2. Aufl. Stuttgart: Thieme 1963.

LANDOLT, H.: Die Temporallappenepilepsie und ihre Psychopathologie. Basel-New York: Karger 1960.

— Über Verstimmungen, Dämmerzustände und schizophrene Zustandsbilder bei Epilepsie. Schweiz. Arch. Neurol. Psychiat. **76,** 313 (1965).

LANDOUZY, L.: Traité complet de l'hysterie. Zit. nach CHARCOT. Paris 1848.

LAUBENTHAL, F.: Zur Differentialdiagnose der Epilepsie. Nervenarzt **32,** 249 (1961).

LEDER, A.: Zur Psychopathologie der Schlaf- und Aufwachepilepsie. Nervenarzt **38,** 434 (1967).

LEMPP, R.: Frühkindliche Hirnschädigung und Neurose. Bern-Stuttgart: Huber 1964.

— Die cerebralen Anfallskrankheiten im Kindesalter. In: Epilepsie und ihre Randgebiete in Klinik und Praxis. Hrsg.: W. SCHULTE und J. F. LEHMANN. München 1964.

Lempp, R.: Enuresis nocturna und Epilepsie. Z. Kinderheilk. **92**, 324 (1965).

Lennox, W. G.: The Petit Mal Epilepsies. Their treatment with Tridione. J. Amer. med. Ass. **129**, 16 (1945).

— Science and Seizures, 2. Aufl. New York-London: Harper & Brothers 1946.

Lewandowski, M.: Die Hysterie. In: Hdb. d. Neurologie, Bd. V. Hrsg.: M. Lewandowski. Berlin: Julius Springer 1914.

Liske, E., Forster, F. M.: Pseudoseizures: A problem in the diagnosis and management of epileptic patients. Neurology (Minneap.) **14**, 41 (1964).

Louyer-Villermay: Traité des maladies nerveuses ou vapeur. Zit. nach Sinogowitz. Paris 1816.

Luchsinger, R.: Stottern. Phonetica (Basel) **3**, 183 (1959).

Marchand, L., de Ajouriaguerra, J.: Epilepsies. Leurs Formes cliniques leur Traitement. Paris: Masson 1948.

Matthes, A.: „Maskierte" und latente Epilepsie im Kindesalter. Dtsch. Z. Nervenheilk. **178**, 506 (1958).

— Die psychomotorische Epilepsie im Kindesalter, II. Mitt. Z. Kinderheilk. **85**, 472 (1961).

Matwijewicz, J., Rzeźnicka-Glinka, Z., Kanigowski, Z.: W Sprawie Napadow Czynnościowych u chorych na Padaczke. Neur. Neurochir. Pol. T II(XVIII), 429 (1968).

Möbius, P. J.: Abriß der Lehre von den Nervenkrankheiten. Leipzig: Ambrosius Abel 1893.

Neimanis, G.: Klinische und morphologische Befunde bei vier Fällen von psychomotorischer Epilepsie. Dtsch. Z. Nervenheilk. **183**, 258 (1962).

Neumeyer, E., Seemann, D.: Zur Frage der subcorticalen Anfälle. Arch. Psychiat. Nervenkr. **192**, 259 (1954).

Niedermeyer, E.: Verlauf und Prognose der psychomotorischen Epilepsie, klinische und elektroencephalographische Gesichtspunkte. Schweiz. Arch. Neurol. Psychiat. **76**, 382 (1955).

Nonne, M.: Über „Hystero-Epilepsie". Mitt. Hamburg. Staatskrk.anst. **8**, 1 (1902).

Oppenheim, H.: Psychasthenische Krämpfe. J. Psychol. Neurol. (Lpz.) **6**, 247 (1906).

— Lehrbuch d. Nervenkrankheiten, 6. Aufl. Berlin: Karger 1913, S. 1599.

— Zur Kenntnis der Epilepsie und ihrer Randgebiete. Z. Neurol. **42**, 352 (1918).

Paal, G.: Funktionelle Anfälle bei hirnorganisch Anfallskranken. Münch. med. Wschr. **45**, 2229 (1965).

Pasquarelli, B., Bellak, L.: A case of Co-existance of idiopathic epileptic and psychogenic convulsions. Psychosom. Med. **9**, 137 (1947).

Peters, U. H.: Nichtepileptische Anfälle. Fortschr. d. Medizin **84**, 623 (1966).

— Die hysterische Reaktion und die hysteroparen Erscheinungen aus psychogener, somatogener und pharmakogener Ursache. Nervenarzt **39**, 213 (1968).

Peterson, D. B., Sumner, J. W., Jones, G. A.: Role of hypnosis in differentiation of epileptic from convulsive-like disorders. Amer. J. Psychiat. **107**, 428 (1950).

Plügge, H.: Über Anfälle und Krisen. Psyche (Heidelberg) **2**, 401 (1948/49).

Pötzl, O.: Über einige Wechselwirkungen hysteriformer und organisch cerebraler Störungsmechanismen. Jb. Psychiat. Neurol. **37**, 269 (1917).

Portal, M.: Beobachtungen über die Natur und Behandlung der Epilepsie, Bd. VII. Hrsg.: K. Ch. Hille, Bibliothek der ausländischen Literatur für prakt. Medizin. Leipzig: C. H. F. Hartmann 1828, S. 315.

Rabe, F.: Zum Wechsel des Anfallscharakters kleiner epileptischer Anfälle während des Krankheitsverlaufs. Dtsch. Zschr. Nervenk. **182**, 201 (1961).

— Invalidität und Epilepsie. Nervenarzt **32**, 283 (1961).

— Hysterische Anfälle bei Epilepsie. Jahrestag. Dtsch. Sekt. internat. Liga gg. Epilepsie, Bonn 26. 6. 1965 u. Nervenarzt **37**, 141 (1966).

— Hysterische Anfälle, neurotische Entwicklung und chronische Epilepsie. Jahrestag. Dtsch. Sekt. internat. Liga gg. Epilepsie. Tübingen 14. 10. 1967.

— Problematische Situation der Epilepsiebehandlung. Med. Welt **47**, 2610 (1968).

— Schwarz, G.: Klinische Beobachtungen zur Epilepsie beim Pseudohypoparathyreoidismus. In: Verh. dtsch. Ges. inn. Med. 72. Kongr. 1966 Wiesbaden (Nr. LXV), S. 453. Berlin-Heidelberg-New York: Springer 1967.

REDLICH, E.: Epilepsie. In: Hdb. d. Neurol. Ergänzungsbd. Teil I. Hrsg.: M. LEWANDOWSKI. Berlin: Springer 1924, S. 407.

ROGINA, V., SERAFETINIDES, F. A.: Epilepsy and behaviour disorders in patients with generalized spike and wave complexes. Electroenceph. clin. Neurophysiol. 14, 376 (1962).

ROHDE, M.: Zur Genese von „Anfällen" und diesen nahestehenden Zuständen bei sogenannten Nervösen. Z. Neurol. 10, 473 (1912).

RODIN, E. A., MULDER, D. W., FRANCET, R. C., BICKFORD, R. G.: Psychologic factors in convulsive disorders of focal origin. Arch. Neurol. Psychiat. (Chic.) 74, 365 (1955).

RUFFIN, H.: Über die Gewinnung von Erlebnisinhalten des epileptischen Anfalls und Ausnahmezustandes mit Hilfe von Wachsuggestion und Hypnose. Dtsch. Z. Nervenheilk. 107, 271 (1929).

RUFFLER, G.: Zur Bedeutung der Anamnese für die psychosomatische Fragestellung — dargestellt an einer Anfallskranken. Psyche (Heidelberg) 11, 416 (1957).

SCHOLZ, W.: Über die Entstehung des Hirnbefundes bei der Epilepsie. Z. Neurol. 145, 471 (1933).
— The contribution of patho-anatomical research to the problem of epilepsy. Epilepsia (Boston) 1, 36 (1959).

SCHORSCH, G.: Epilepsie: Klinik und Forschung. In: Psychiatrie der Gegenwart, Bd. II. Berlin-Göttingen-Heidelberg: Springer 1960, S. 746.

SCHULTE, W.: Epilepsie und ihre Randgebiete in Klinik und Praxis, 1. Aufl. München: J. F. Lehmanns 1964.
— Epilepsie in der Sicht des Patienten. Nervenarzt 38, 296 (1967).

SELBACH, H.: Psychogene Anfälle beim Epileptiker (Stellungnahme zum Beitrag von F. RABE über: Hysterische Anfälle bei Epilepsie). Nervenarzt 37, 147 (1966).

SINOGOWITZ, H.: Über Krampfformen eigentümlicher Art und deren Verhältnis zu Sexualstörungen bei weiblichen Individuen. Mag. ges. Heilkunde, Bd. XI. Hrsg.: I. N. RUST. Berlin: Reimers 1827.

SOMMER, R.: Diagnostik der Geisteskrankheiten. Zit. nach BRATZ. Wien-Leipzig: Urban u. Schwarzenberg 1894.

SPUNDA, CH.: EEG-Befunde bei seltenen epileptischen Manifestationen. Wien. Z. Nervenheilk. 15, 298 (1958).

STEFFENS, P.: Über „Hystero-Epilepsie". Arch. Psychiat. Nervenkr. 33, 929 (1900).
— Über drei Fälle von „Hysteria magna". Arch. Psychiat. Nervenkr. 33, 1 (1900).

STERN, J.: Kasuistische Beiträge zur Frage der Hirnstammepilepsie. Schweiz. Arch. Neurol. Psychiat. 68, 85 (1952).

STUTTE, H.: Zwangsaffekte und paroxysmale Lach- und Weinausbrüche als Epilepsiesymptom. Nervenarzt 34, 229 (1963).

TELLENBACH, H.: Epilepsie als Anfallsleiden und als Psychose, über alternative Psychose paranoider Prägung bei „forcierter Normalisierung" (LANDOLT) des Elektroencephalogramms Epileptischer. Nervenarzt 36, 190 (1965).

TISSOT: De l'Epilepsie, S. 40. Zit. nach PORTAL. Paris 1770.

VOGEL, P.: Johann Purkinjes Auffassung der Epilepsie. Nervenarzt 5, 228 (1935).
— Von der Selbstwahrnehmung der Epilepsie. Der Fall Dostojewskij. Nervenarzt 32, 438 (1961).

WEBER, W. C., JUNG, R.: Über die epileptische Aura. Z. Neurol. 170, 211 (1940).

v. WEIZSÄCKER, V.: Diskussion bei der 15. Jahresvers. d. Ges. Deutscher Nervenärzte in Cassel, September 1925. Dtsch. Z. Nervenheilk. 88, 296 (1926).
— Epileptische Erkrankungen, Organneurosen des Nervensystems und allgemeine Neurosenlehre. In: Lehrbuch der inneren Med., Bd. II, 16. Aufl. Hrsg.: J. v. MERING. Jena: Fischer 1929, S. 354 ff.
— Wege psychophysischer Forschung. S. ber. Heidelberg. Akad. Wiss. Biol. 4. Abhandl. 1934.
— Zur Klinik der Schmerzen. Nervenarzt 9, 553 (1936).
— Das Nervensystem und seine Korrelationen. In: Hdb. inn. Med., Bd. V, 3. Aufl. Hrsg.: G. BERGMANN und R. STAEHELIN. Berlin: Julius Springer 1939.
— Fälle und Probleme. Stuttgart: Enke 1947.

WENZL, H.: Zur biographischen Situation am Beginn und im Verlauf epileptischer Erkrankungen. Diss. Heidelberg 1965.

WERBENJAK, E., STROTZKA, H.: Die Mutter des epileptischen Kindes. Wien. Z. Nervenheilk. 4, 375 (1953).

WESTPHAL, A.: Über Pupillenerscheinungen bei Hysterie. Berl. klin. Wschr. 34, 1024 (1897).

WISSFELD, E.: Über Krankheiten, bei denen poriomane Zustände vorkommen. Nervenarzt 28, 389 (1957).

— KAINDL, E.: Über die Deutung und den Wert abnormer EEG-Befunde bei psychopathischer Persönlichkeit. Nervenarzt 32, 57 (1961).

ZINGERLE, H.: Über subcorticale Anfälle. Dtsch. Z. Nervenheilk. 140, 113 (1936).

Namenverzeichnis

Sachverzeichnis

Herstellung: Konrad Triltsch, Graphischer Betrieb, 87 Würzburg